受ける前に知っておくこと
その白内障手術、待った！

眼科専門医
平松 類 著

監修
宇多重員 二本松眼科病院院長
蒲山順吉 川口眼科副院長

時事通信社

はじめに

あなたは白内障と言われたでしょうか？
そう言われて心配かもしれません。でも、あきらめないでください。

例えば、
「白内障をよくする目薬が開発されている」ということはご存じでしょうか？
「目薬の後、目をパチパチする」のが正しいと勘違いしてはいないでしょうか？
「白内障の予防は目薬以外にたくさんある」のはご存じでしょうか？

これらは白内障と言われた人が知らずに犯してしまう間違いや、医者が教えてくれないことの例です。しかし、これらは、これからお話しするような内容に比べれば取るに足らないことです。

この本を読むことで、

「白内障の状態をよりよくすることができます」
「できる限り手術を避けることができます」
「不調を感じる人も対処法がわかります」

だからこそあえて言います。
その白内障手術、ちょっと待ってください。

たった一つの自分の体、安全にそしてよりよくしたいというのが人の常です。病院に行けば、薬を出してくれるでしょう。けれども知っておいてほしいことがあります。それは病院に行く前に「あなたが自分でやれることがたくさんある」ということです。

白内障は年齢だけで決まるわけではありません。肌や見た目もそうですよね。70歳をすぎても若々しい肌の人もいます。一方で20代なのにガサガサの肌の人もいます。あなたのケアの仕方次第なのです。だからこそ、知らずにいると「手術を受けることになってしまう」「本当は進まない白内障が進んでしまう」ということです。事実、100歳を超えても白内障手術をしないですんでいる人がいます。

お薬や手術とちがい、この本を読むことは副作用がないものです。手術や薬には危険が伴いますが、ここでご紹介する内容を知ることで、あなたはよりよく見えるようになることはあっても、悪くなるということはありません。

白内障の進行がある50代の女性がいました。健康には興味があって友達との会話は健康話が多いということです。ある医院では「もう手術しかない」と言われました。でも、その人は50代なのになぜそんなに白内障が進んだのでしょうか？　実はある健康法が問題だったのです。健康のためにと目を押すようなことをしていました。そのことがかえって目を悪くして、白内障を進めていたのです。その女性は食事や運動に気を付けて健康法も見直しました。結果として手術をしないですんだのです。

もちろん世の中では多くの白内障手術が行われています。多くの人がよくなるからです。しかし、そこには危険が伴うのです。手術によって痛みを生じることがあります。見えなくなることもあります。違和感が残ってしまうこともあります。医者にとってみればそういう危険というのは「わずかな確率」かもしれませんが、あなたにとってみればいざ起きれば確率なんて関係ありません。だから手術というのはそもそも「やらずにすめばいい」ものなのです。

ではどうすればいいでしょうか？

「ただ医者に言われるがままでは後悔してしまうことが多い」ことを知ってもらいたいのです。自分でできることを知ってよりよい目を手に入れてほしいのです。

また最新の医療情報も載せました。白内障の最新目薬、レーザー治療、最新眼内レンズについても載せました。手術の方法や手術前後の生活まで、なかなか聞けないことを載せました。医院によっては「そういう詳しいことは、患者は知らないほうがいい」と思っているところもあります。けれども私はあなたには包み隠さずすべてを知ってもらえればうれしいです。たった一つのあなたの体です。それを知った上であなたの白内障をどうよくしていくかを考えてほしいのです。

「白内障手術をしましょう」と言われたらちょっと待ってください。医者に言われるがままではなく、知ってほしいのです。あなたにできることはあります。

「あのときこの本を読んでいれば」と後悔しないために。

目次

第五章　医者にもらった薬がわかる・治療がわかる

第六章　白内障手術を悩んでいるあなたへ

第七章　手術を決断した人が知っておかないと後悔すること

装丁：鈴木 美里
企画協力・イラスト：おかの きんや

第一章

あなたの目はあなたが守る

あなたの白内障チェック

早速あなたの白内障をチェックしてみましょう。もちろん病院で白内障かどうかをチェックしてもらうのが確実です。けれども病院へはなかなか行く機会がないですし、日々通ってチェックしてもらうというのは難しいことです。そこで簡易自己チェックをしてあなたの見づらさがどの程度なのか確認してみましょう。

【チェック1】

○白内障チェックリスト

次ページの白内障チェックリスト〈図1〉から当てはまるものをチェックしてください。白内障のときに感じやすい症状をリストにしてあります。これらに当てはまるものが一つでもあれば、白内障を考えて予防・対処をしていきましょう。3個以上だと白内障の可能性が高いです。5個以上あったら必ず病院にかかりましょう。

図1　白内障チェックリスト

□何となく見にくい気がする
□テレビや映画の字幕が見にくい
□離れた人の顔が分かりにくい
□長時間の読書が疲れる
□太陽の光がまぶしく感じることが多い
□お月様が2・3個に見えることがある
□以前と色合いが違って見える
□右目と左目で見え方が違う
□階段の上り下りに不安を感じることがある
□目がうっとうしく重いことがある

1個以上　白内障要注意
3個以上　白内障の可能性高い
5個以上　要病院受診

【チェック2】
○近見視力表

次ページの視力表〈図2〉を見てください。ただし手元の視力というだけあって、距離が大切です。目と本の距離をだいたい30㎝にしてください。目安として30㎝は、A4の用紙の縦幅の長さです。

白内障になってくると手元も見にくくなってきます。老眼が同時に起こるのです。人間は近くと遠くにピントを自動的に合

図2　近見視力表

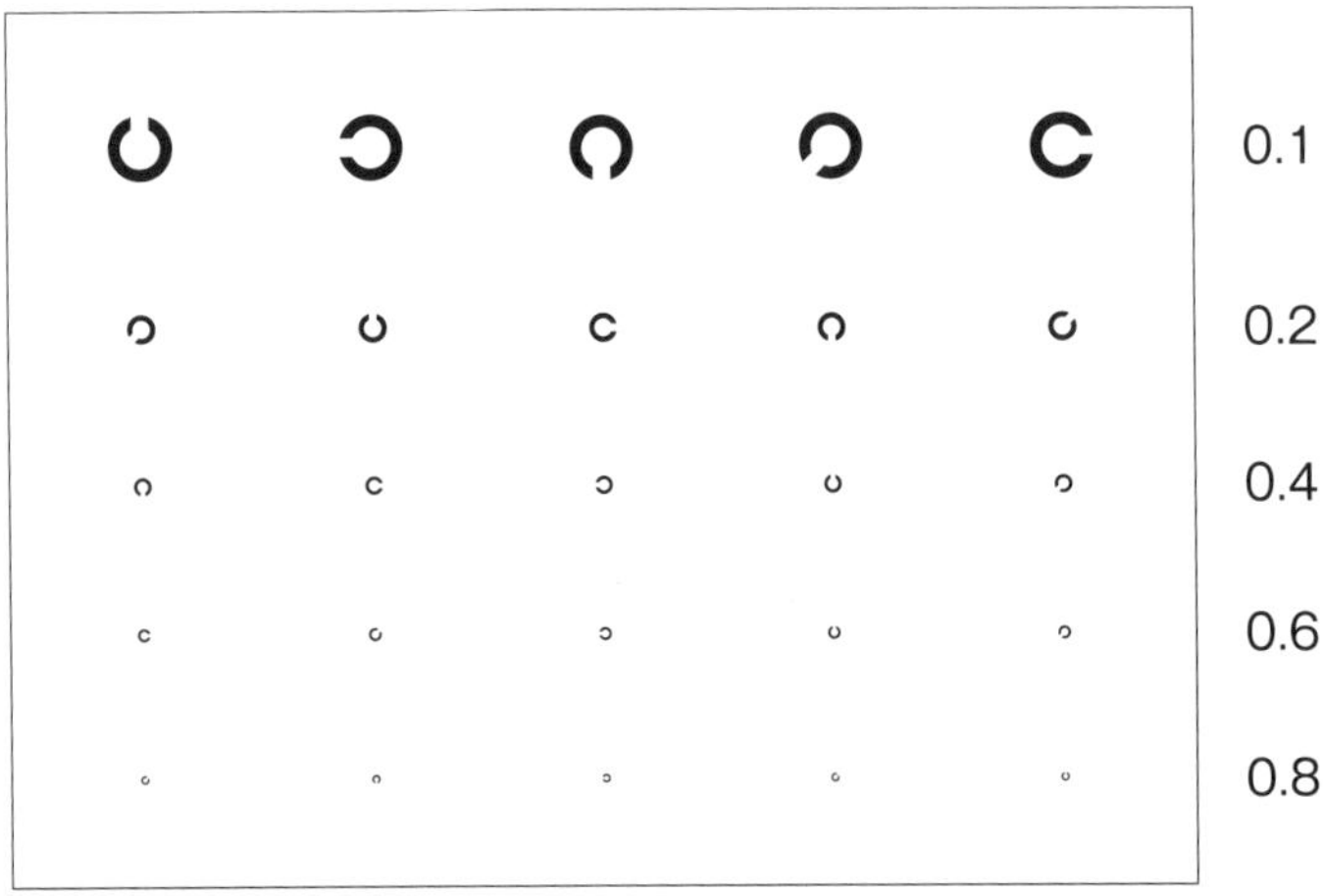

目から30cm離して測定します。片方の目を隠して、「C」の切れ目の方向を答えてください。反対側の目も同様に行います。

※近視の人は、普段使用しているメガネやコンタクトレンズをつけて測定してください。

※この視力表は簡易版で、正確なものではありません。測定結果は、老眼の進み具合や視力回復の効果をチェックする目安としてご活用ください。

わせているのですが、どうやって合わせているかというと、目のレンズの厚みを変えているのです。白内障になるとレンズの厚みが変えにくくなるので老眼になってしまうのです。そこで、手元がどのくらい見えるかをチェックします。

若い頃であれば1・0近く見えたはずです。0・7以下になったら要注意、0・5以下はかなり白内障の可能性が高くなります。0・3以下に

図３　コントラスト視力表

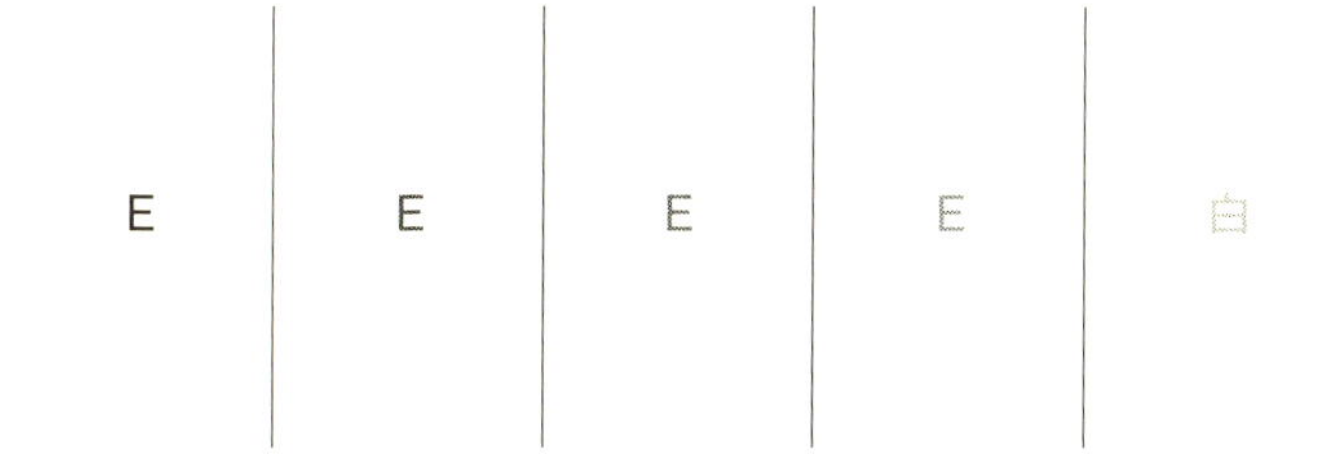

なった場合は早めに病院を受診しましょう。

【チェック３】

○コントラスト視力表

普段よく見る視力表は、はっきりとC・∪と書いてあります。かすんでいる視力表は不良品です。一方、私たちの日常では視力表のようにはっきりとしたものばかりではありません。値札がかすれていることもありますし、手紙もところどころかすれています。特に白内障になるとこういったかすれた字が見えにくくなってきます。これが近視や老眼などとは異なる特徴です。

そこで普通の視力だけではわからない、「コントラスト視力」を測ることでどのくらい見えているかをチェックします。コントラストとは、くっきりはっきりという意味で

図4　利き目チェック

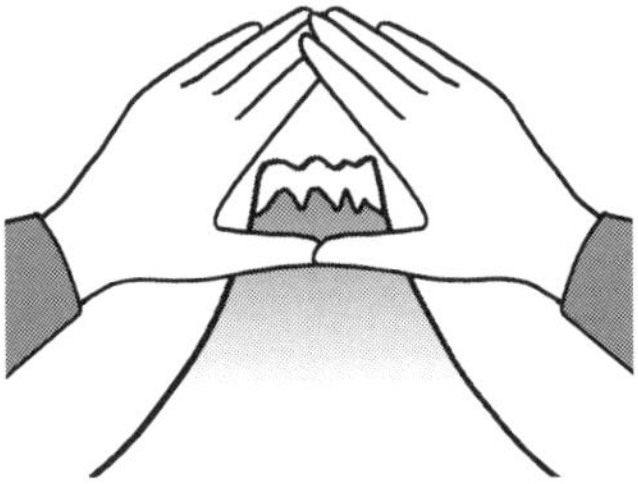

す。つまり周りとの差がすごくはっきりしているものをコントラストが強い、周りとの差が少ないものをコントラストが弱いといいます。前ページのコントラスト視力表〈図3〉を見てください。くっきりはっきりしていなくても文字が見えるかどうかを確認してみましょう。

【チェック4】

○利き目はどっち？

あなたの「利き目」をチェックしてみましょう。まずは腕を伸ばして両手で輪っかをつくります。その輪っかから遠くにある冷蔵庫やテレビ、何でもいいですから見てください。次に片目ずつつぶって冷蔵庫やテレビが手でつくった輪っかのなかに収まっているかを確認します。利き目で見たときは両目で見たときとさほどかわりません。しかし利き目でないほうで見ると輪っかからはずれて見えなくなります〈図4参照〉。

白内障の治療や予防を考えるうえで今のあなたの利き目を調べることは大切です。利き目の白内障が強くなると生活に不自由を感じやすくなってしまいます。一方、利き目でないほうの白内障が強くなると、白内障の進行に気づかないこともあります。また、治療をするときに利き目がどちらかを知っておくと、よりよい治療を受けることができます。だからこそ利き目かどちらかを知っておくことが大切です。

人間は左右の目を同じように使っているようにみえて、意外とそうでもありません。実はどちらかの目を主に使用しています。カメラを見るときに使う目が利き目といわれていますが、どちらかわかりにくいものです。

図5　失明の原因

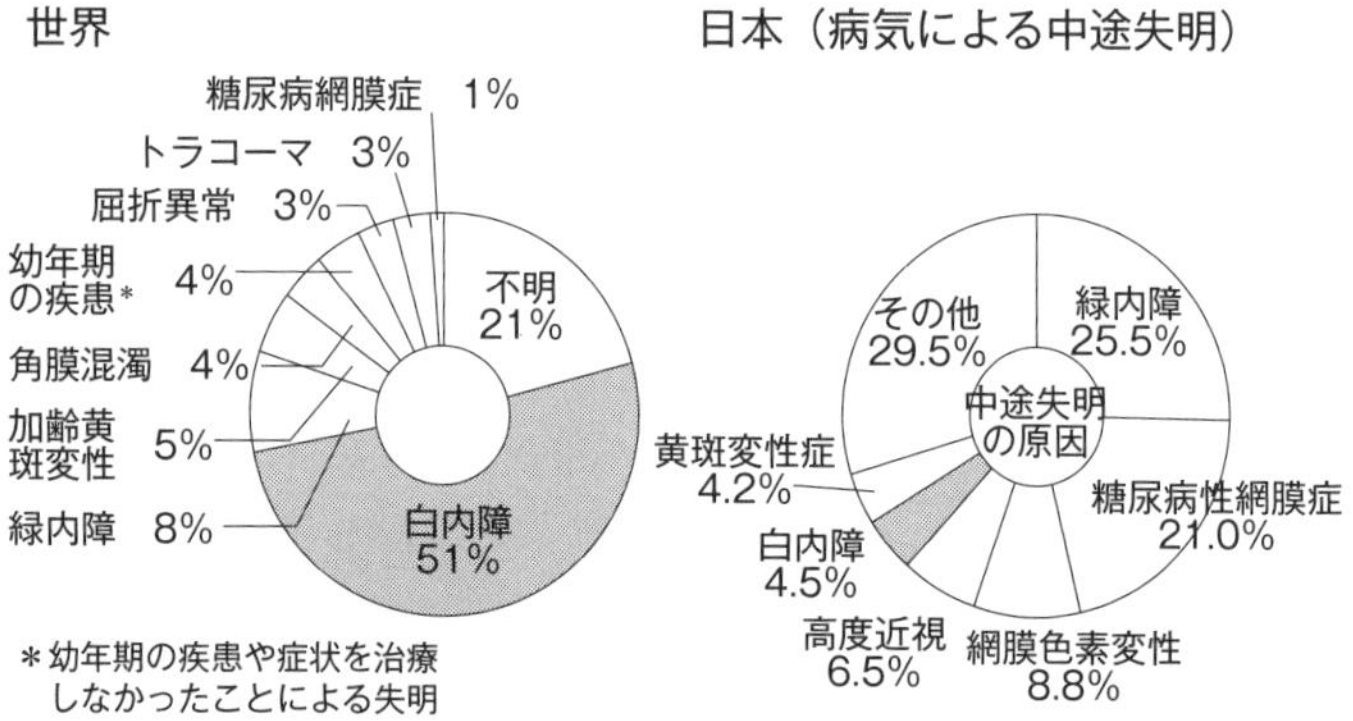

WHO Global Data on Visual Impairments 2010 より

厚生労働省 平成17年度研究報告書より

白内障になると怖いこと

目は人間の情報の9割をつかさどるといわれています。電話がかかってきても声だけでは家族かどうか判断するのは難しいものです（だからオレオレ詐欺があるわけです）。匂いで家族を見分けるのも難しい。触って家族を見分けるのも難しい。けれども目で見ればすぐに家族であることがわかります。それほど大切な目がわるくなってしまうのが白内障です。

「白内障はよく聞く病気だからなっても問

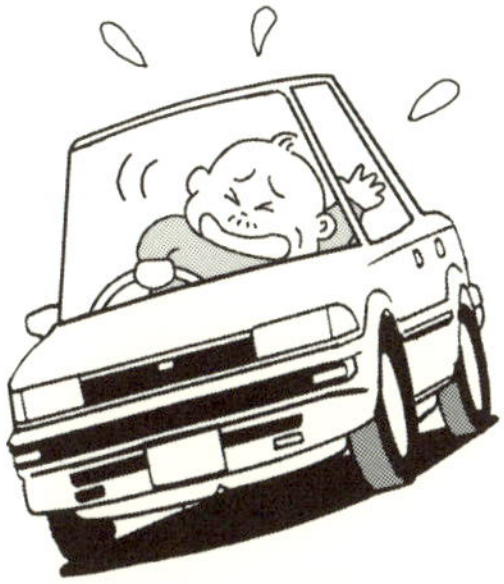

車の運転に支障が出る

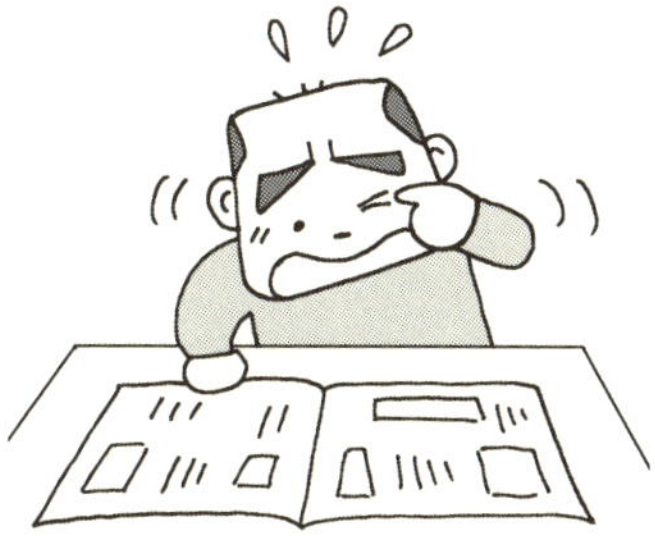

新聞が読みにくい

題ないだろう」と思うかもしれません。けれども、世界の失明原因は白内障が1位[1]です。日本でも失明原因の5位[2]になっています〈図5参照〉。つまり白内障とは失明に至る病気なのです。実際に80代のある方は白内障が進みすぎて自分で歩くことができなくなってしまいました。車いすの生活で食事もどこに食べ物が置いてあるかがわからない状態です。このように白内障を甘く考えてしまうと大変なことになります。

白内障で見えにくくなると何が困るでしょうか？

まずは、本が読みにくくなる、新聞が読みにくくなることから始まります。目が見えなくなって新聞を購読するのをやめたというのはよく聞く話です。新聞がないと今まで知っていた世の中の動きを知れなくて寂

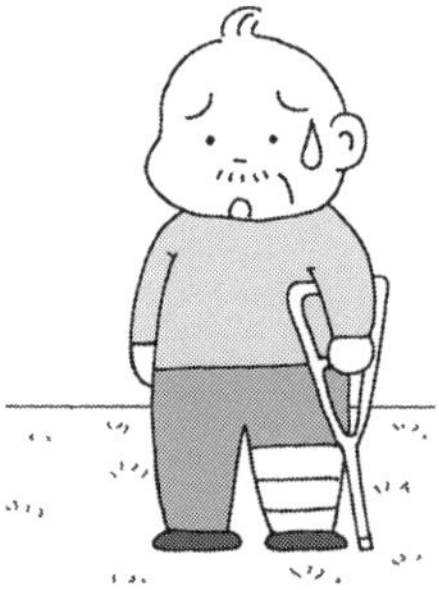

骨折しやすくなる

しいし、地元の情報もわからなくなってしまいます。また大好きな小説が読めなくなるのも寂しいものです。

さらに進んでくると運転にも支障がでてきます。車がないと病院にも通えない、食事にも買い物にも行けない。それで困ってしまう人が多いです。無理に運転すると事故を起こしてしまうこともあります。駐車のときに車をぶつけるのなら自分だけの問題ですみます。しかし、人を巻き込んだ事故を起こすと大変なことになります。白内障だと事故を起こす可能性が2・5倍[3]になるといわれています。

そして歩いているときにつまずきやすくなります。家や道にはちょっとした段差があります。それを見極められなくてつまずいてしまうのです。転んでしまい足の骨を折って、寝たきりになる人も多くいます。特に足の骨の付け根は骨折しやすく、ひどいと人工関節の手術を必要としてしまいます。

目がわるいと認知症になりやすいのでしょうか。見えにくくなれば認知症にもなりやすいです。視力がよい人のほうが認知症のリスクが63%低い[4]といわれています。認知症はものの判断ができなくなって生活に支障が出る病気です。でも認知症は脳の病気というイメージがあります。

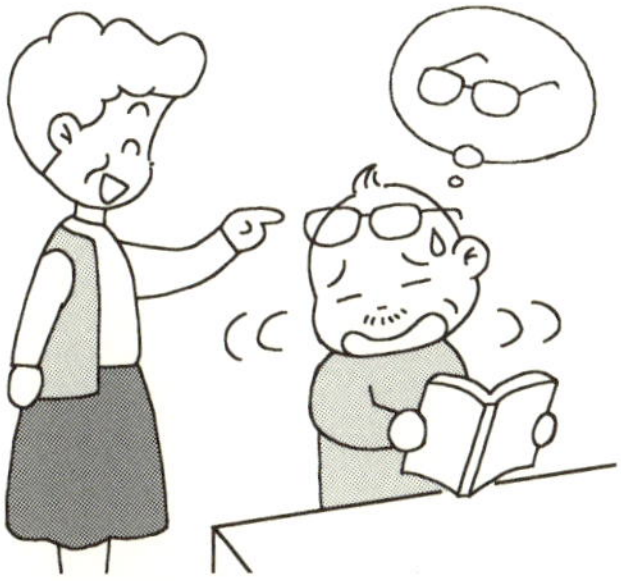

認知症になりやすい

目が見えにくくなれば相手の顔がわかりません。食べようとするものが何かもわかりません。そうなってしまえばものの判断は当然できません。

はたまた、新聞も読めず、テレビも見られず、人の顔も判別できないと刺激が少なくなってしまいます。人と会うのがおっくうになり外に出るのが嫌になってしまいます。このようにして認知症になりやすいといわれているのです。

「信号待ちをしているとき、向かい側で手を振ってくれた人に気がつかなかった。そのことを後で言われて、大切な友達なのにショックを受けた」という人もいます。気づいてもらえなかった友達もショックだったでしょう。手を振って「こっちを見たのに反応してくれない」となると「無視された」と思ってしまうこともあります。目が見えないというだけで人間関係にまで影響してしまうことがあるのです。

とっても怖い白内障ですが、一方で何もできないわけではありません。医者は「私の言うことを聞いてさえいればいい」と言うかもしれませんが、そんなことはありません。あなたにできることがたくさんあり、そのことを知って対応すれば怖れることはありません。きちんと対処することで、認知症や寝たきりになりにくくなり、交通事故も減らせるのです。あなただけでなくあなたの周りの人、社会にとっても大切なのです。

図６　知識と治療効果の関係

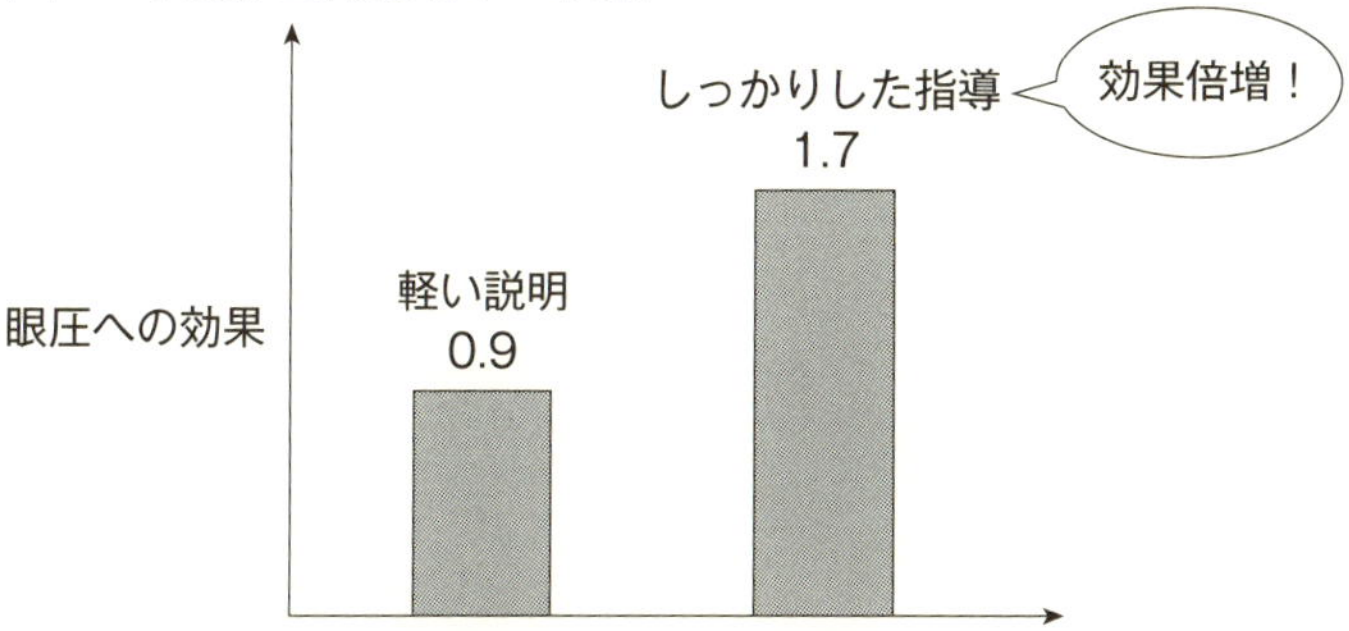

軽い説明だと 0.9
しっかりとした説明で 1.7 の効果が出た。
つまり知っている人のほうが
倍ほど効果が出るということ（単位 mmHg）

あなたに役立つ3つの効果

あなたはこうやって白内障の本を読んでいます。実はあなたのように、自分の病気を知ろうと本を読んでいる人、病気について正しい知識をもっている人は、その他の人に比べて治療効果が高く、病気の状態がよくなりやすい[5]、ということをご存じでしょうか。

多くの研究結果がそれを示しています。あなたのように病気についていろいろなことを知っている人はそうでない人に比べて治療効果に倍ほど差が出るのです〈図6参照〉。例えば目薬の正しいさし方一つ知っているかどうかで大きく治療効果が変わってくるのです。つまり、この本を読んでいるか読んでいないかで治療効果が倍ほど違うのです。このようにこの本を読んで知ることには3つの効果があります。

①治療・予防効果が倍増する
②最新の治療・予防ができる
③怪しい情報に騙されない

それぞれ見ていきましょう。先ほどお話ししたように、治療効果は知るだけで倍違うといえます。知っているだけで効果的に治療をすることができます。また治療だけでなく予防にも効果があるのです。

最新の情報を知ることもできます。「病院に通っていれば最新の医療を提供してくれる」と勘違いをしていないでしょうか？　病院というのはそれが大学病院や有名な病院であっても「標準的な治療をする」ことになっています。ですから最新の治療があっても全員には提供しません。例えばｉＰＳ細胞の治療がありますが、その治療を受けることができるのは「ｉＰＳ細胞治療があることを知っていて、その意思表示ができた一部の人だけ」です。

最新の医療は説明が難しく、不確定な部分も多いからです。ですから最新医療を説明するのを嫌がる医師も多いのです。でもあなたなら理解していただけると思い、最新情報もお話しさせていただきます。

残念ながら世の中には間違った情報があふれています。刺激的な題名や魔法の薬があるかのように話せば多くの人から注目されるからです。

医者のようなふり、病院であるかのように偽装して、一般の人が間違った医療情報を話していることもあります。特にインターネットにはそういう情報があふれています。無料で情報を得ることができる代わりにウソの情報が多いです。

残念ながらそれを信じて逆に目をわるくしてしまう人を多くみてきました。「この栄養はいい」と思って飲んでいたものがむしろ体に悪影響を及ぼして視力を大きく下げてしまった方がいました。詳しく説明すると「せっかく頑張って飲んでいたのに」と悔しい顔をされていました。一生懸命頑張っても間違った情報に基づけば間違った結果になってしまうのです。知っていればそんなことはなかったのに、もったいないことです。

あなたには間違った情報に振り回されず、最新の情報を得て、目をよくしていただければと思います。

知っているようで知らない目薬の正しいさし方

目薬のさし方一つで効果が違うとお話ししました。目薬はさし方によって効果も変わってきます。手術前後の目薬が効果的でなければ手術が失敗してしまい、手術後感染症になり失明してしまうことさえあります。ですからまずは知っているようで知らない目薬の正しいさし方をお話ししたいと思います。

目薬のさし方くらいわかっているよ、という人は多いのですが、実際正しく知っている人はなんと5%程度です。つまり95%の人が正しい目薬のさし方を知りません。飲み薬だと「飲み方を間違える」ことはありませんが、目薬のさし方は皆さん自己流で一様ではないのです。

「目薬をさしてから目をパチパチする」

「目薬を多くさす」

このやり方は間違ったやり方です。

なぜ間違っているのでしょうか？

目をパチパチすると人間は涙が分泌されるようになっています。だから目が乾いたときはパチパチすると乾きが解消されるのです。涙が多く出てしまえばせっかくの目薬の成分が薄まってしまいます。だからこそ目をパチパチしてはいけないのです。

目薬を多くさせばよく効く、そう思ってたくさんさす人がいます。けれどもこれも間違いです。目薬は一滴が30〜50μl（マイクロリットル）と、ミリリットルよりも小さい単位です。目にたまる水分の量は30μlまでです。つまり目薬を一滴させば十分にたまる量になっているので一滴させば十分です。このように「なんとなく正しい」と思っていたことが間違っているのです。

図7　正しい目薬のさし方

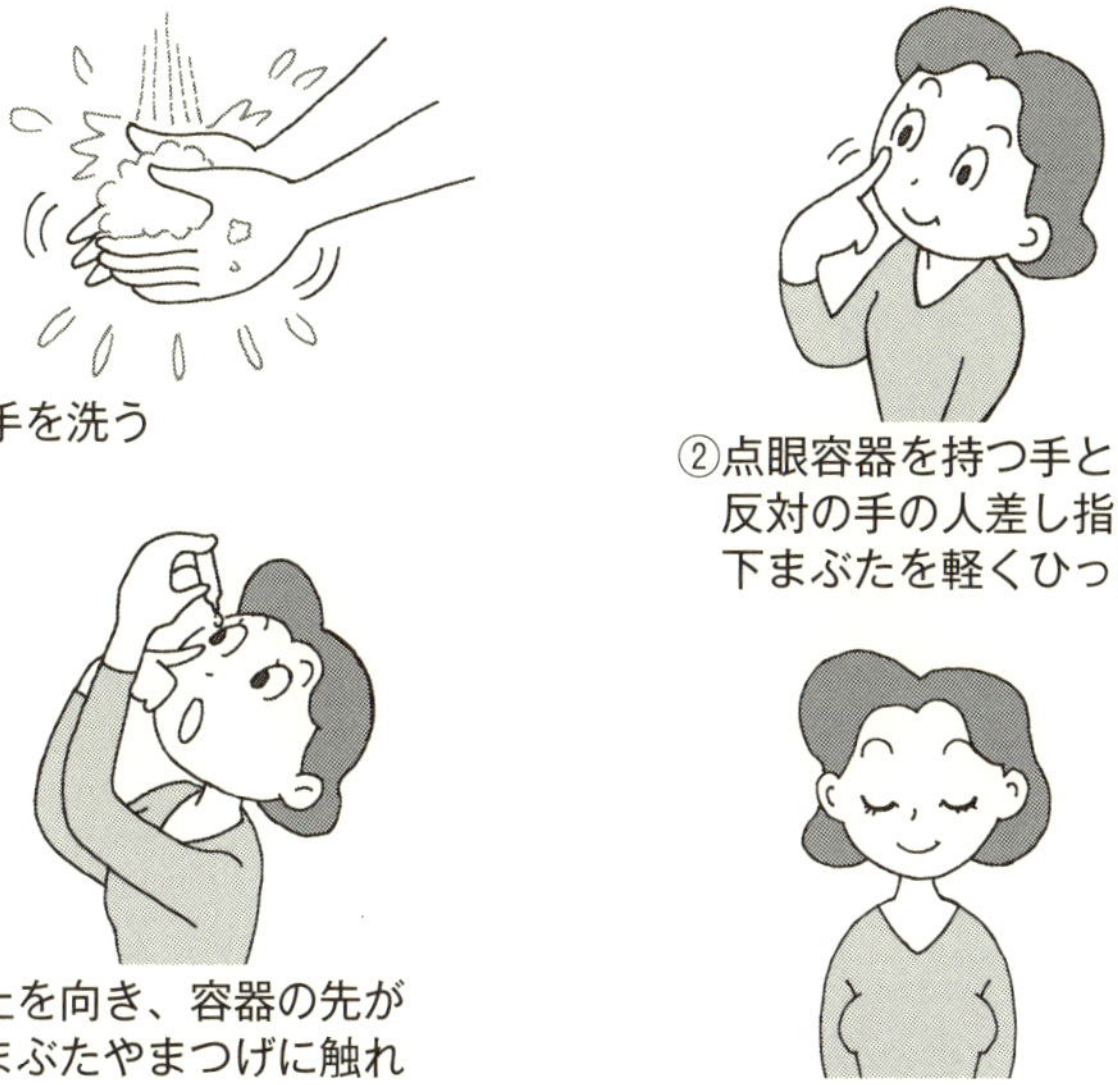

①手を洗う

②点眼容器を持つ手と反対の手の人差し指で下まぶたを軽くひっぱる

③上を向き、容器の先がまぶたやまつげに触れないように注意して、点眼する

④目を軽く閉じる

では正しい目薬のさし方をみていきましょう〈図7参照〉。

1．手をきれいにする

2．あっかんべーをしてそこに触れないように目薬を入れる

3．目を軽く閉じる（手術後でなければ目頭を押さえる）

4．あふれたものをティッシュでふきとる

5．2種類以上あるときは5分あけて目薬をする

手をきれいにしないと手につ

いたばい菌を目に入れることになってしまいます。きれいにしましょう。

そしてまぶたに目薬の容器の先が触れないようにします。触れてしまうとまぶたについている雑菌を吸い込んでしまい、目薬のなか全体が菌で満たされてしまうからです。

次に目を軽く閉じます。まばたきをすると流れてしまいますし、目をずっと開けておくのはつらいので閉じるのが正解です。

目にたまった涙は鼻を通って口のほうに流れていきます。ですから目頭を軽く押さえれば目にたまってくれてより効果的になります。ただし手術のすぐ後は傷口があるので間違って傷を押してしまうと危険です。目頭を押さえるのはやめておきましょう。

ふきとるときはあふれたものをティッシュでふきとりましょう。ついつい目の上からそのままティッシュでふきとりたくなってしまいます。けれども目の上からふきとると、せっかく目の中にたまった目薬まで吸いとってしまうのです。

そして目薬が2種類以上あるときは5分間あけてください。すぐに次の目薬をさすと前の目薬が流れてしまって効果が出ないからです。

また、目薬は飲み薬に比べて忘れやすいです。食前や食後というのがないため、ついつい気づいたら目薬をしていなかったということがよくあります。そこで、目薬の時間を食後にするように決めておくほうが忘れにくいです。これを知っただけであなたは残り95％の人より一歩先に進んだといえるのです。

第二章

医者が教えたがらない目にいい食事

なぜ白内障になったのか？

白内障とは何でしょうか？「目のレンズが汚れる」と医者はいいますが「レンズが汚れているならふけばいいのに」と思いませんか？

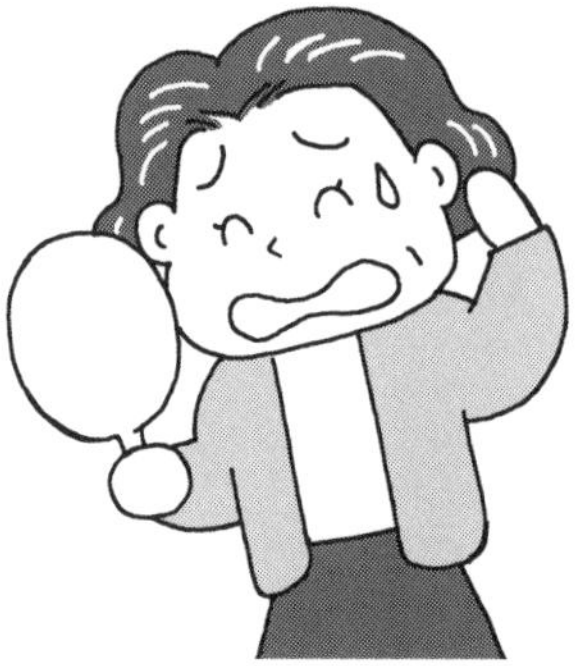

目はカメラに例えられることが多いです。白内障とはカメラのレンズに相当する部分の病気です。ややこしいのですが、このレンズを「水晶体」といいます。この水晶体というレンズが白くなると「白内障」になります。「髪の毛」が白くなったら「白髪」というのに似ています。

そもそも、なぜレンズが目の中に入っているのでしょうか？

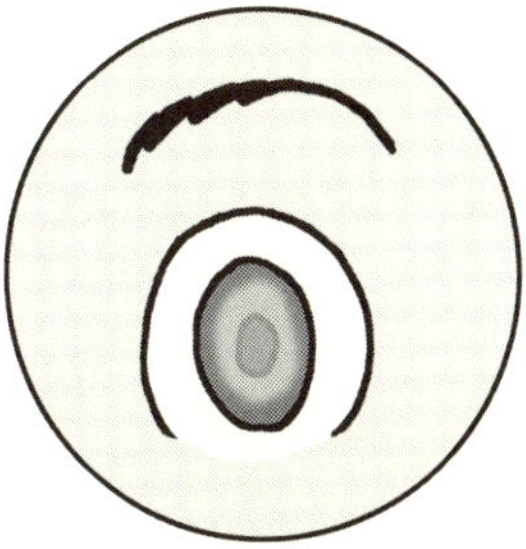

白内障では、ひとみの部分がにごってくる

目は遠くを見たり近くを見たりします。それはこのレンズの厚みを変えることでピントを調整しているのです。レンズが厚くなれば近く、薄くなれば遠くにピントが合うのです。一眼レフカメラでレンズの位置をずらしてピントを変えるのに似ています。この作用によって手元の本を見たり遠くの景色を見ることができるのです。

白内障は表面にホコリがついて汚れているわけではありません。レンズ自体が劣化して変色してしまっているイメージです。レンズがまだ透明だったころは軟らかさをもっていました。そのため遠くにピントを合わせたり近くにピントを合わせるのが楽にできていました。けれども次第にこのレンズが白くなってきます。そうすると同時に硬くなってきます。透明な卵の白身がゆでられて白くなってしまうようなものです。透明な生卵のときは自由にその形を変えることができましたが、ゆでて白くなると自

図８　白内障ってどんな病気？

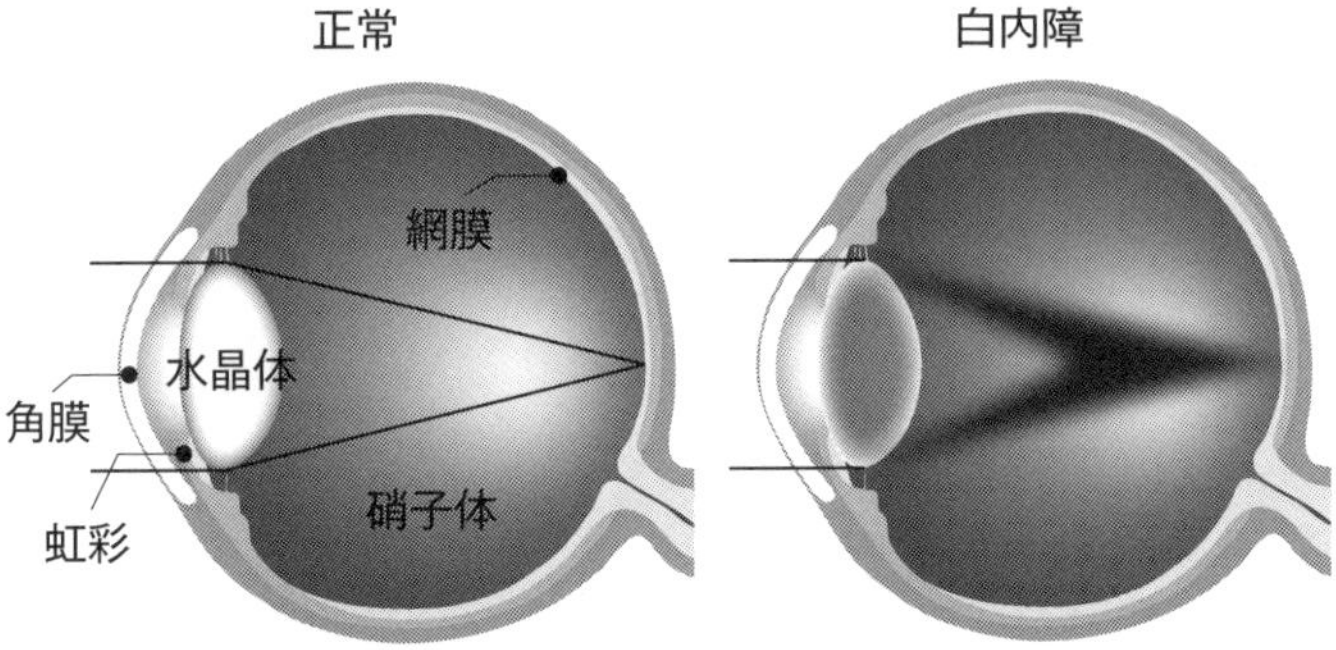

透明な水晶体は光を十分に通す

水晶体がにごり、光が通りにくくなる

由に形を変えることができません。

そうなると、自力でピントを合わせられなくなる、すなわち老眼が進んでしまうのです。ですから白内障は老眼も引き起こしてしまうものなのです。またレンズの体積も増えます。目玉の中でレンズが大きくなると邪魔になってしまいます。大きなレンズのせいで目玉の中の水の流れがわるくなり、病気を引き起こしてしまうこともあります〈図８参照〉。

そもそも、なぜあなたは白内障になってしまったのでしょうか？

白内障になるのは年齢のせいだといいますが、同じ年齢でも白内障にならない人もいればなる人もいます。１００歳を超えてもよく見えている人もいますし、50代で手術をしないと見えにくくなってしまっている人もいます。年齢はあくまで一つの要素でしかないのです。ではなぜ白内障になるのでしょうか？

白内障は、目の中にある水晶体というレンズが白くなってしまうことをいいます。水晶体は生まれたときはきれいで透明なのですが、年をとるごとに白くなります。これは卵の白身が火を通すと白くなるように、透明なタンパク質が白くなっていくことなのです。それは「目のダメージ」と「目の回復」のバランスで決まります。

「目のダメージ」が大きすぎたとき、例えば目にケガをすると10代、20代で視力が0・1以下になってしまいます。また「目の回復」がわるい体の病気である糖尿病や栄養の乱れがひどいと、若くして見えなくなってしまいます。ダメージが大きすぎ、回復がわるいと1年しかたっていなくても10年たったかのように白内障が進んでしまいます。一方でダメージも小さく、回復もよければ10年たっても1年しかたっていないような若々しい目になるのです。

「目のダメージ」は主に生活で決まってきます。ケガをしやすい生活、目をこする生活、薬を飲んでいる、紫外線をよく浴びる。こうした生活によって目のダメージは増えます。

「目の回復」は主に食事で決まってきます。栄養のよい食事をとればダメージを消去してくれます。つまり栄養的に偏った食事ばかりとっていれば回復しません。ですからあなたにできることはたくさんあるのです。ダメージを減らし、回復をよくしてあげればよいのです。

けれども医者はついつい「あなたにできることなんてない。進んだら手術してやるからだまっていろ」という態度をとってしまいがちです。忙しいこともありますし、手術という医学に頼りきってしまっている部分もあります。私も昔はそうでした。

けれども、自分でできることをしっかりやって手術をしないで人生を過ごせればそれが一番いいわけです。また生活や食事をよくしておけば目だけでなく体もよくなります。仮にあなたが手術をしなければいけない状態にあったとしても、手術後の回復・経過もよりよいものになっていくでしょう。

まず基本となるのは回復です。人間の体は食べたものでできています。食べたものがあなたの目となり肌となり骨となっていきます。わるいものを食べればそれだけわるくなってしまいます。よいものを食べればそれだけよくなります。

白内障にいい栄養・食事のとり方は？

○ダメージを吸収してくれる抗酸化物質

白内障にいい物質の一つは抗酸化物質といわれるものです。アントシアニンが一番有名で、ブルーベリーに含まれているものです。だから目にいいのはブルーベリーと

図９　ダメージと回復

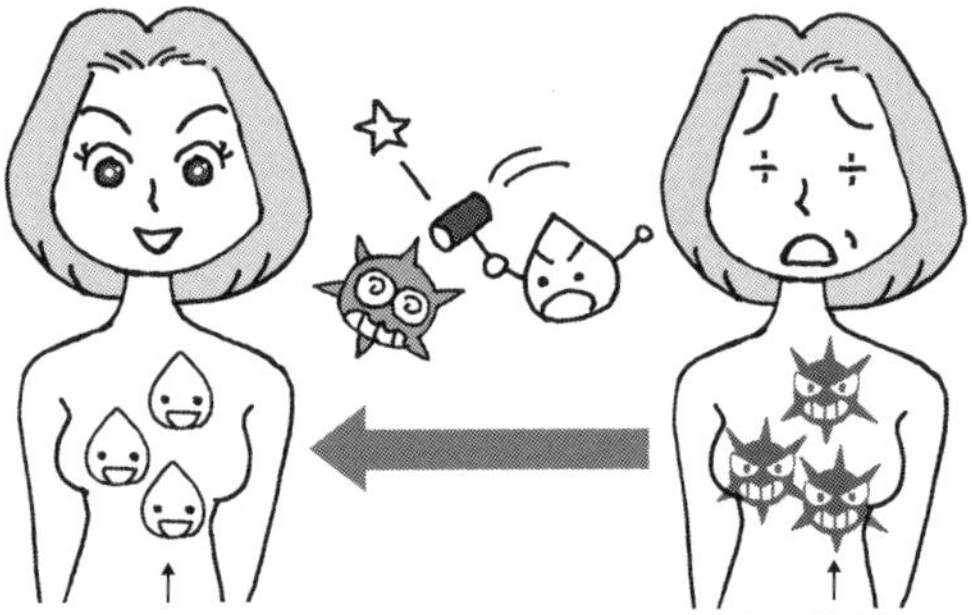

いう話が広まっています。では、抗酸化物質とは何でしょうか？

それはまさにダメージを吸収してくれるものです。特に目は光のダメージ・直接的なダメージが蓄積しやすい場所です。酸化が起こりやすいのです。酸化とはダメージの加わり方の一種で、その部分が酸素によってさびていくことをいいます。さびてしまえば目はわるくなってしまいます。透明だった水晶体は白くなっていってしまいます。しかし酸化のダメージを体の代わりに受けてくれる物質があります。それこそが「抗酸化物質」と呼ばれるものです。大切なのは一度にたくさん食べるのではなく、続けて少しずつ摂取することです〈図9参照〉。

一気にたくさん摂取したほうが簡単ですし体にもよさそうな気がしますが、なぜ少しずつ摂取したほうがいいのでしょうか？

目は毎日ダメージを受けています。光を見ない日はないでしょう。目を全くこすらないというのも難しいものです。そうやって毎日ダメージが蓄積していくのです。例えば水道管に水あかがたまるようなものです。最初はちょっとですが、どんどんたまっていくと水あかは固くなって落ちなくなってしまいます。そこで定期的にちょっとずつ汚れを落としておいたほうが水道管はきれいに保てます。目も同じです。ダメージが蓄積してこびりついてしまうと落とすのは難しいのです。こまめに汚れを落としていけば汚れは残らず、もともとあった汚れまでもきれいにできることがあるのです。

では具体的に抗酸化物質をみていきましょう。先ほどお話ししたブルーベリーに含まれるアントシアニンが有名ですが、それ以外にもたくさんあります。ルテインやカ

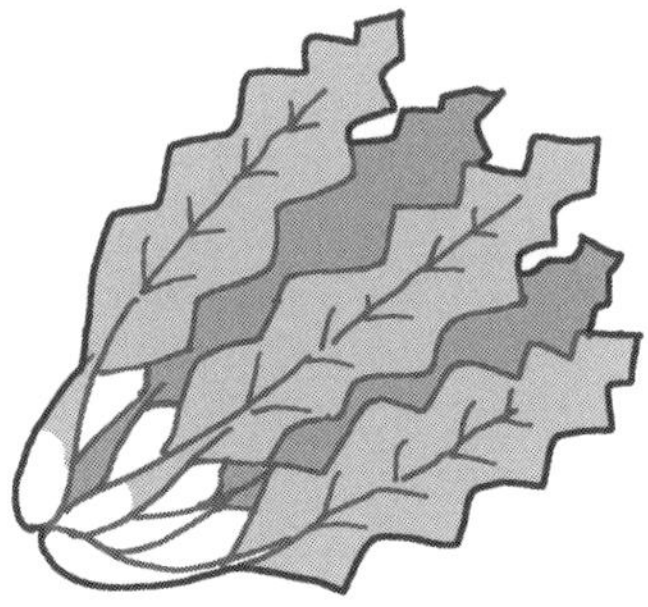
ホウレンソウ

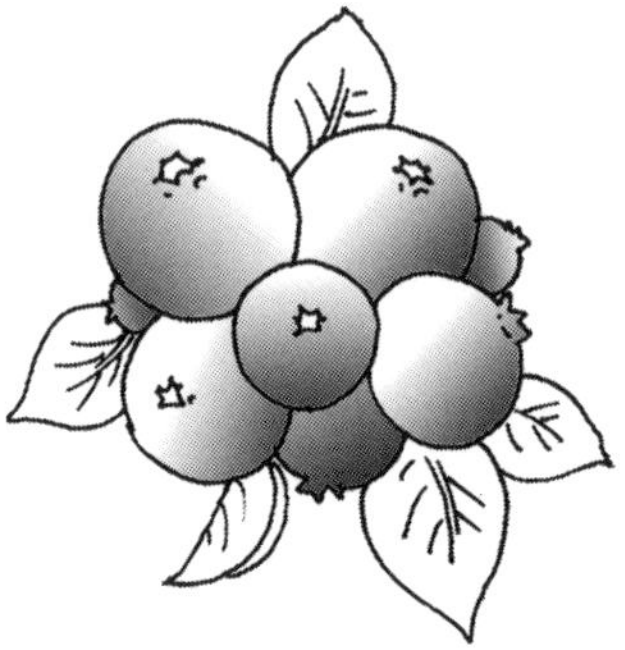
ブルーベリー

シスも有名です。特にルテインは目に集まってくれる抗酸化物質です。そのため目のダメージをより効率的に消去してくれます。黄斑変性など他の目の病気に対しても有効であるといわれています。また非常になじみ深いビタミンCも抗酸化物質です。

ではどうやって抗酸化物質をとればいいのでしょうか？　前述の通りアントシアニンが含まれているものではブルーベリーが有効です。フルーツとして売っていますので食べてみましょう。ルテインはマリーゴールドという花に含まれていますし、ケールやゴーヤにも含まれています。一般的に食卓に並びやすいものとしてはホウレンソウがあります。ホウレンソウには一束に20㎎のルテインが含まれているといわれています。

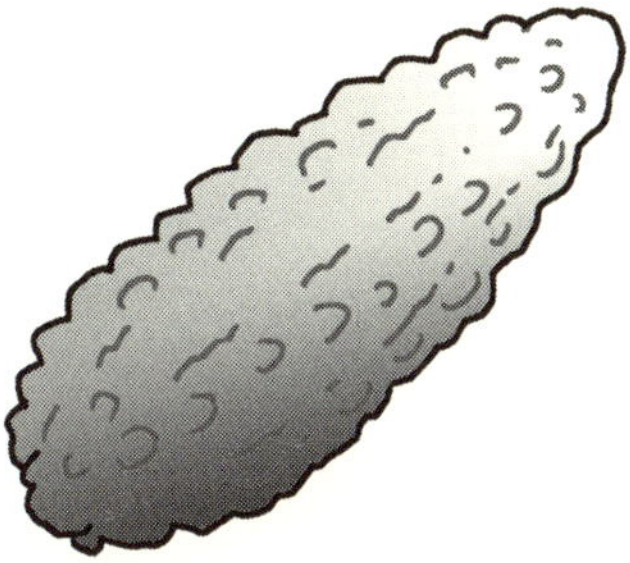
ゴーヤ

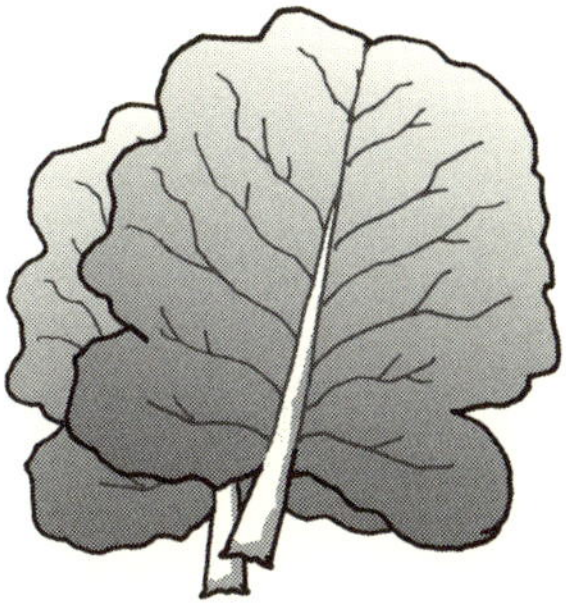
ケール

一日10㎎とれば十分ですから半束で大丈夫です。

ホウレンソウやケールにゴーヤ。どれも緑色の濃い野菜であることに気づくと思います。色の濃い野菜はそれだけ太陽の光を吸収しています。外に出るとき、濃い色の服を着ていると日光を吸収するように、色の濃いものはそれだけ太陽の光を吸収します。光に対する抵抗力を多くもっているものが色の濃い野菜なのです。ですからあなたがホウレンソウを苦手としていても「色の濃いものを食べる」と覚えておくとよいでしょう。

○バランスの整った食事

どういう食事が目にいいといえるのでしょうか？

抗酸化物質は重要な要素ですが、何より一番はバランスのよい食事です。いくら目にいいものだからといってそれだけをたくさん食べるのは間違いです。できれば食事も3食とりましょう。食事を抜いてしまうと血糖値の上下が激しくなり、血管にダメージを与えてしまいます。目にもダメージをもたらしてしまうのです。

食事をとるときはファストフードのような食べ物は避けましょう。甘いものやスナック菓子をたくさん食べてしまうことも勧められません。一番いいのは日本食です。

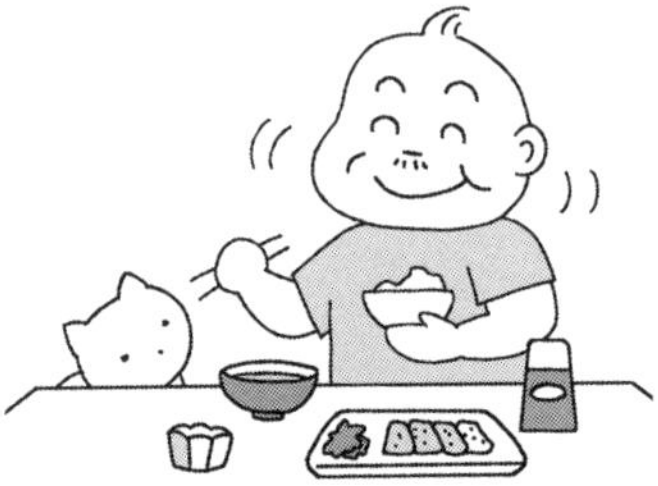

日本食はバランスの整った食事だからです。ただ注意点としては塩分が多くなりがちなので、塩分を抑えることです。減塩醤油を使ったり、味噌も使い過ぎたりしないように気を付けましょう。

AGEを少なくするのもポイントです。AGEとは「終末糖化産物《しゅうまつとうかさんぶつ》」といって体の老化を加速する物質です。これをとりすぎると老化が促進されて白内障が進んでしまいます。ではどういうものにAGEが含まれているのでしょうか？

一番よくないのは清涼飲料水です。コーラやジュースなどはこのAGEが多く含まれています。また短時間で強く加熱調理をして焦げがついているようなものにも多いです。例えばベーコンを焼いたときなどにはAGEが増えます。でも毎日の食事では加熱調理して食べるものは多いです。どうすればいいでしょうか？

その場合は強火で短時間ではなく、弱火や中火で時間をかけて調理をすることが大切です。ゆっくり加熱すればそれだけ不必要なAGEが発生しにくくなります。

白内障にいいサプリメント・ビタミンは？

〇複合サプリメント

栄養をバランスよくとることが一番です。しかし、バランスのよい食事といわれても難しいです。そこでおすすめしたいのがサプリメントです。単品のサプリメントより、いろいろな栄養素が複合的に含まれているサプリメントのほうがいいです。

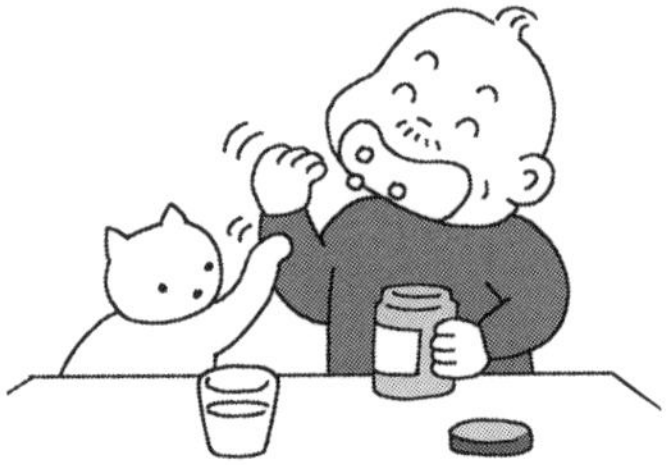

サプリメントの目的はついつい食事では抜けがちな栄養をサポートすることです。昨日はビタミンEが足りない、今日はビタミンCが足りない、というように日によってとれていない栄養は違います。複合サプリメントであれば不足しがちな栄養をバランスよくとれます。またサプリメント自体が偏っていないので不必要に特定の栄養素だけをとりすぎるということもありません。

特にその中でも、目に効果のあるものとしては、ルテインが含まれている複合サプリメントがおすすめです。先ほどお話ししたように、ルテインは目の黄斑というところに集まっている栄養素であり抗酸化物質ですが、年齢とともに減ってしまいます。本来守ってくれるはたらきをする栄養素が少なくなると、目に負担がかかります。ですから、ルテインをとるのが大切なのです。一般的にはオキュバイト®やサンテルタックス®を飲むことが多いです。

これらのサプリメントは一般的に薬局では売っていません。眼科の売店で売っているか、インターネットなどでの通信販売になってしまいますので、通っている眼科で聞いてみてください。医学的にはこれらの栄養素は加齢黄斑変性という病気に対していいといわれています。せっかくですから白内障のみならず、加齢黄斑変性も防いでしまいましょう。

また私たちのグループの研究では、ルテインをとることで白内障手術の副作用であ

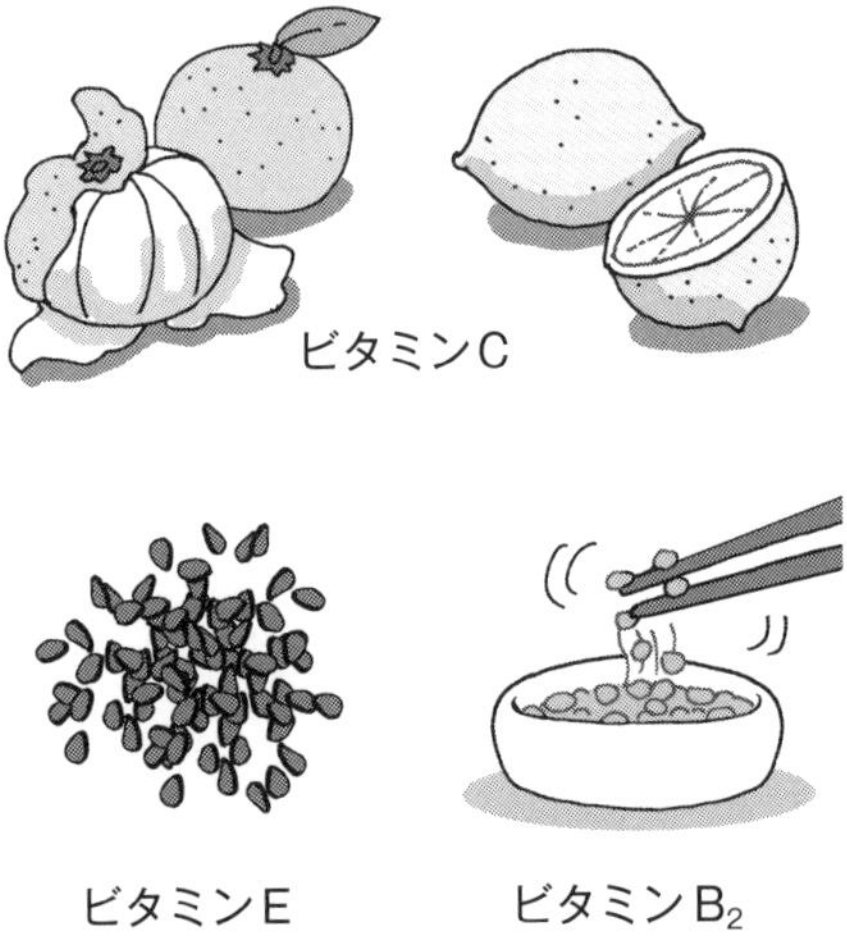

る黄斑浮腫を減らせるということがわかっています。そういう意味でも白内障のために積極的に摂取しておくことが勧められます。オキュバイト®やサンテルタックス®がなくても、複合サプリメントをとることは栄養バランスを保つ上でも大切です。

○ビタミンＣ・Ｅ・B_2

ビタミンを適度に摂取することも大切です。特に白内障に有効なのがビタミンＣです。そのためビタミンＣをサプリメントで過剰にとろうとする人がいます。けれどもビタミンのとりすぎはよくありません。ビタミンＣは過剰だとむしろ白内障になりやすいこともわかっています。ビタミンEやビタミンB_2も白内障にいいといわれていますが、こちらは脂溶性ビタミンといって水に簡単に溶けてくれません。とりすぎてしまうとたまってしまい、より体に有害になりやすいのです。

ですから、ビタミンをどれか一種だけサプリメントでとるよりは、食事で自然にとるほうがいいです。そうすればビタミンだけではなく他の栄養素もとることができます。

ビタミンCが含まれるのはレモンなどの柑橘系の果物、緑黄色野菜などです。熱を加えると溶け出てしまうので注意しましょう。ビタミンEはゴマや大豆などに含まれています。ビタミンB_2は納豆や卵などに含まれています。

第三章

医者が教えたがらない目にいい生活

前の章で「目のダメージは生活で決まる」とお話ししました。目をけがした、ぶつけた、となれば目にわるいなと、さすがに気づきます。けれども、生活といってもなかなかピンときませんよね。紫外線を浴びた、無意識に目をこすっているとなるとダメージを与えるという実感がなく、いつの間にかわるくなってしまうのです。ではどんな生活をすると目にダメージを与えてしまうのでしょうか？

白内障にならない生活のしかた

○紫外線から目を守る

紫外線はあらゆるところにあります。紫外線を浴びると肌が赤くなって日焼けしたり、黒くなるのはご存じのとおりです。皮膚は日焼けするのに、目は特に日に焼けた記憶がないですよね。

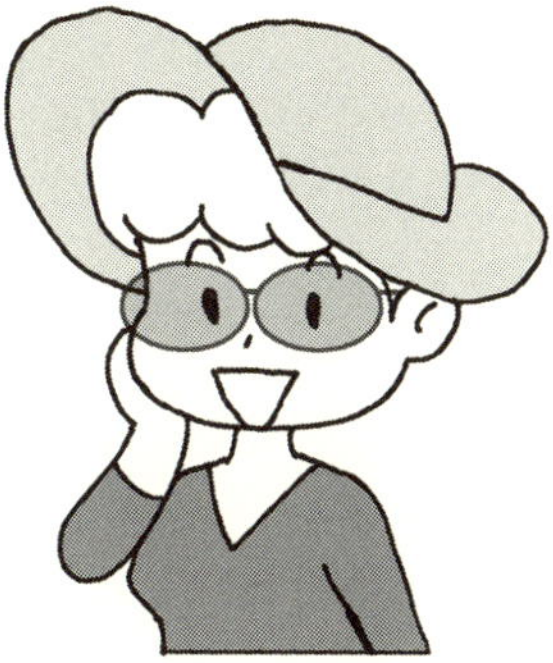

ではどうなっているかというと、水晶体がこの紫外線を吸収してダメージを受けているのです。その分ダメージは水晶体に蓄積されます。すると白内障がどんどん進んでしまいます。どうすればいいのでしょうか？

日焼け止めクリームを目に塗るわけにはいきません（絶対にやめましょう）。そこで大切になるのは紫外線を目に入れないことです。紫外線を入れない方法としておすすめなのがサングラスです。普通だなと思うかもしれませんが、ポイントがあります。

「サングラスの色は何色がいいのですか」と聞かれることが多いですが、実は何色かはあまり関係ありません。紫外線は目に見えない光なので色合いによってどのくらい紫外線を吸収できるかが違うわけではないからです。それよりも、なるべく紫外線の吸収率のよいサングラスをつけるようにしましょう。「サングラスをするなんて」と思うかもしれませんが、真っ黒なサングラスでなく、ほとんど色の付いていないようなサングラスで十分なのです。むしろ色が濃すぎるサングラスはあまりよくありません。

なぜよくないかというと、色が濃すぎるサングラスは目に入る光が少なくなって暗くなりすぎてしまうからです。そうすると目は光をより多く入れようとします。いくらサングラスをしていてもその間から光が入ったりします。光を一生懸命入れようとしている目にとって、そのわずかな光が強いダメージになってしまうのです。

「サングラスはしたくない、似合わない」という場合はつばの大きな帽子をかぶるという方法があります。丸く前後につばがついているものもありますし、野球帽のように前にだけつばがついているものもあります。どちらでも結構ですから、目に光が強く入らないような構造のものを使いましょう。

曇りのときや冬場は関係ない、と思っていないでしょうか。実はそんなことはありません。曇りの日でも紫外線は晴れの日の60％はあります。ですから油断せずに日々目を守ってほしいのです。

あまりなじみがないですが、紫外線と同様に放射線もよくありません。放射線の問題は目に見えないことです。もちろん紫外線も目に見えませんが、太陽光に含まれているため日光が強い日は「今日は紫外線が強いな」とわかります。このように全体の光の量から紫外線の量をなんとなく推察できます。一方で放射線の場合は全く推察できないのが怖いところです。そのため、放射線を避けることも大切です。ふだんの生活で放射線を多く浴びることはあまりありませんが、仕事で放射線を扱う方などは注意しましょう。

○ストレスを除いてくれる呼吸法

ストレスで白髪が増えたと聞いたことはないでしょうか。同じようにストレスで白内障も進んでしまいます。なぜでしょうか？

それはストレスが老化を促進してしまうからです。ストレスにより体は酸化してしまいます。さびてしまうのです。そして白内障となり見にくくなってしまいます。過剰なストレスを減らすことが大切ですが、家庭で起きた問題、人間関係の問題、仕事の問題など、簡単に片付くものばかりではありません。そして何よりストレスは人によって違います。同じことをしてもストレスに感じる人もいればそうでない人もいます。ストレスに感じないようにするにはどうすればいいでしょうか？

一つは呼吸を整えてストレスを感じないようにするという方法です。まずは口を閉じて鼻からゆっくりと息を吸います。何秒で吸ったか数えながら吸いましょう。次に口をすぼめてろうそくの火を消すようにしてゆっくりと口から吐き出します。このときにさっき吸った秒数の倍の時間で吐き出してください。例えば3秒で吸ったなら6秒で吐くという方法です。お腹を使って呼吸することを意識しましょう。

なぜこれがいいかというと、腹式呼吸をすることでストレスを除去してくれるからです。そして肺の訓練にもなって活発に動きやすくなるという呼吸法です。

少しでもストレスを感じたら、それを解消する術をもっておくことが大切です。

特に有効なのは自然に触れるという方法です。大自然の中に行って時間を過ごせればいいですがそれも難しいことです。庭や近所の公園でもいいです。自然を眺めるだけでもいいです。実際に病気の人の場合、コンクリートに囲まれているのと自然が窓からちょっと見えるだけでもだいぶ違う[6]ことがわかっています。

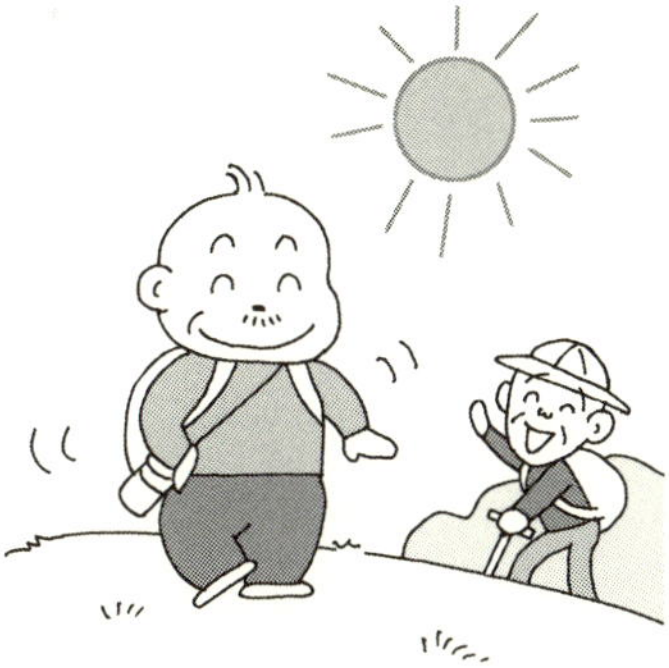

そして年齢を気にしすぎないようにしましょう。年齢によって白内障が進むことが知られています。けれども一口に年齢といっても60代、70代でも30代ぐらいの見た目の人もいます。一方で30代、40代なのに60代ぐらいの見た目の人もいます。

このように年齢の重ね方は人によって違います。同じ年齢でも体がダメージをたくさん蓄積してしまっている人もいれば、ダメージをためずに過ごしている人もいます。そういう人には若い気持ちをもっている人が多いです。「もう私は年だから」とあきらめずに日々生活しています。周りにはついつい年寄り扱いしてくる人もいますが、あまり気にすることはありません。こうして本を読んでいる人は、それだけで前向きであることがわかっています。つまりあなたは同じ年代の人よりはるかに若く自分を保てているということなのです。

だからこそ「年だから」というのが口癖になっている場合はその口癖をやめましょう。年齢は関係ありません。いつまでも10代、20代のような目と気持ちでいれば体もついてきてくれます。

白内障にならない体調管理

眼科医をしていると、「がん治療を始めたら白内障が進んできた」「入院治療をした

図10　BMIと体重

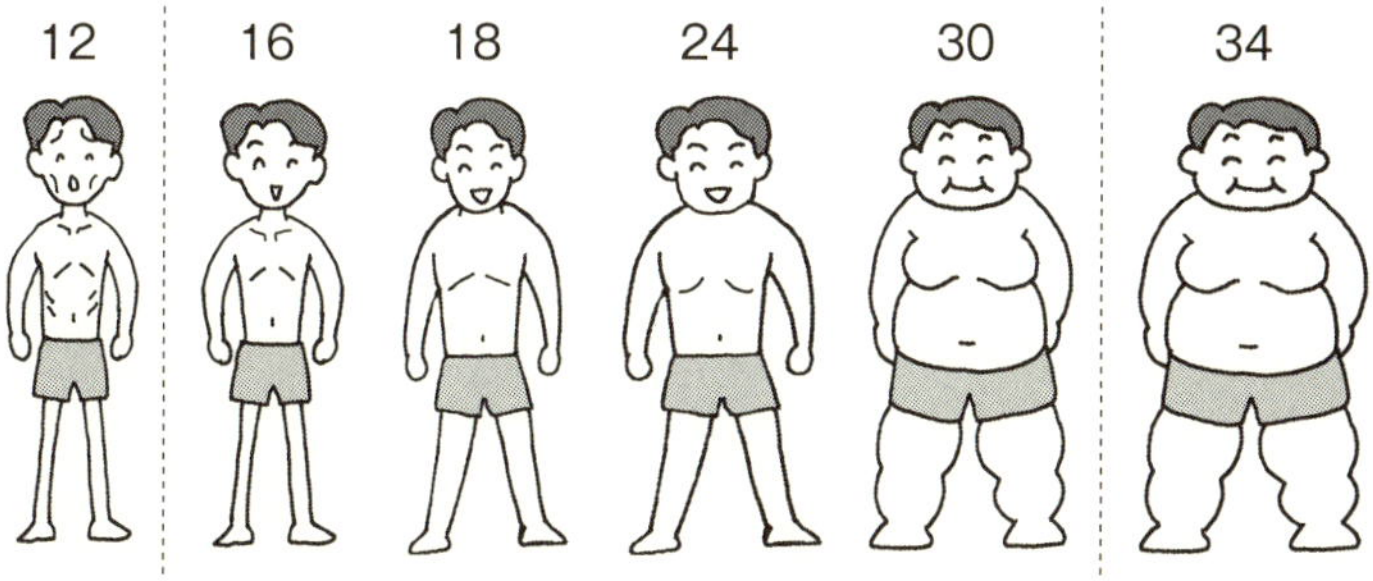

体重の目安：身長 150cm → 35 ～ 70kg
160cm → 40 ～ 75kg
170cm → 45 ～ 85kg　の範囲が適正

ころから見にくくなってきた」という方が多いです。体と目が関係あるの？　と思うかもしれませんが、関係します。体調の不良により白内障が進んでしまったということです。体調がわるくなると目ももちろんわるくなります。目は体の一部だからです。

○体重の管理

自分ではどうしようもない病気のこともあるでしょう。そういうときは病気と付き合いながら少しでも体を整えるように調整していきましょう。一方で自分でもいろいろ対応できることがあります。血圧や体重管理などに気をつけましょう。

実は体重と白内障も大きな関わりがあります。体重が10年で24キロ以上増加した人は1・3〜1・5倍[7]くらい白内障になりやすいといわれています。このように体重が増えてしまうのはよくありません。とはいえやせすぎもよくないのです。[8]体重の指標としてBMIという数字があります。この数字が30寄りや16寄りだと白内障になりやすいと言われています〈図10参照〉。計算するよりは図を参考にして、いいところに体重をもっていけるように意識しましょう。

○ほかの病気や薬との関係

目の病気にはいろいろあります。特に目に炎症を起こす病気などの場合はその炎症をとっておかないと白内障がどんどん進んでしまいます。ぶどう膜炎という病気がその一つです。

けれども炎症だけのときはさほど見にくくないので、ついつい眼科へ行かなくなってしまいます。そうすると年齢が若くても白内障になってしまいます。糖尿病の場合もそうです。例えば糖尿病だと1・6〜2・3倍の確率[9]で白内障になるといわれています。飲み薬を飲んでいるような痛風の人だと2・3倍[10]といわれています。体の病気は確実に目に関連してくるのです。

20代、30代の人でも、血糖値がわるければ白内障になって手術が必要となってしまいます。

皮膚科で目の周りにステロイドを使っている、内科などでステロイドの飲み薬を使っている場合も要注意です。ステロイドという薬は白内障の原因となります。糖尿病があったり、ステロイドを眼科でないところからもらっている場合は眼科で定期的に診てもらう必要がありますが、内科の先生や皮膚科の先生などがついついそれを忘れてしまうことがあります。はたまた内科や皮膚科の先生は言ったつもりになっていて、あなたにうまく伝わっていないこともあるのです。

「あれ？ 私は糖尿病なのに眼科に行けと言われないな」という場合は相談してみてください。きっと言い忘れてしまっていることが多いと思います。

○目の使い方・守り方

普段の目の使い方にも注意が必要です。ぜひ白内障をよくする目の使い方を覚えましょう。近くでものを見る作業が多くなると近視が進み白内障にもよくないです。まずは近くでものを見るのを避けるようにしましょう。

本も雑誌もできるかぎり30㎝以上は離して見るようにすることが大切です。近くでものを見すぎてしまうと近視が進行します。軽い近視でも白内障の確率は1・6倍程度[11]になるといわれています。強い近視だと12倍ともいわれています。それだけ近視と白内障は密接にかかわっているのです。

特に最近はスマートフォンなども出てきていて、ついつい手元で見すぎてしまうことがあります。本に比べてスマートフォンは近づけやすいということもわかっています。あまり近づけて物を見ないように気をつけるだけで、近視にもなりにくいですし、目も疲れにくい。そして白内障にもなりにくいのです。

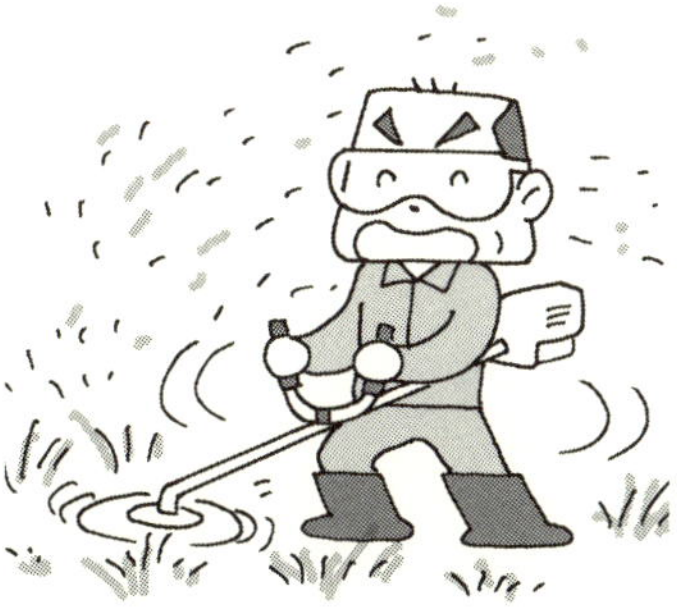

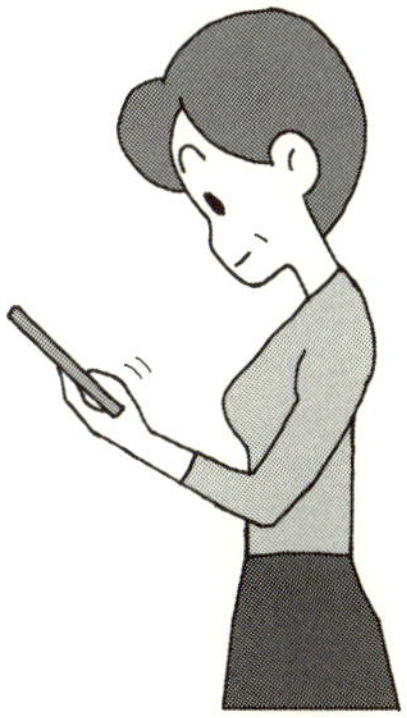

特に目の周りのケガは白内障になりやすいです。バドミントンのシャトルが当たった。誰かに殴られた。作業中に工具が当たった。庭の木をさしてしまった。ということで急激に白内障になってしまうこともあります。そしてケガによる白内障の場合は、手術をしなければいけなくなった場合でも手術が難しくなってしまいます。

ケガで白内障になってしまうときに注意しておきたいことがあります。

ケガというとボクシングなどのスポーツを思い浮かべると思います。けれども、むしろ作業をしていて目に物をぶつけたという方が多いのです。日曜大工をしていて板をぶつけた。山登りをしていて枝にぶつかってしまった。普段とは違うちょっとしたときに目に物をぶつけてしまうのです。そんなときに防護をしていれば目のケガを防ぐことができます。

また、草刈りや日曜大工などで目にゴミなどが入りそうなときは防護メガネをして目を守ってあげるようにしましょう。

白内障を予防する生活習慣

○有酸素運動

日々の運動も白内障をよくするのには大切です。運動にもいろいろありますが、どんな運動が白内障に適しているのでしょうか。有酸素運動が大切です。激しい運動ではなくて軽い運動がいいのです。ウオーキングやジョギング、水泳など、日常よく行われる運動がこれにあたります。

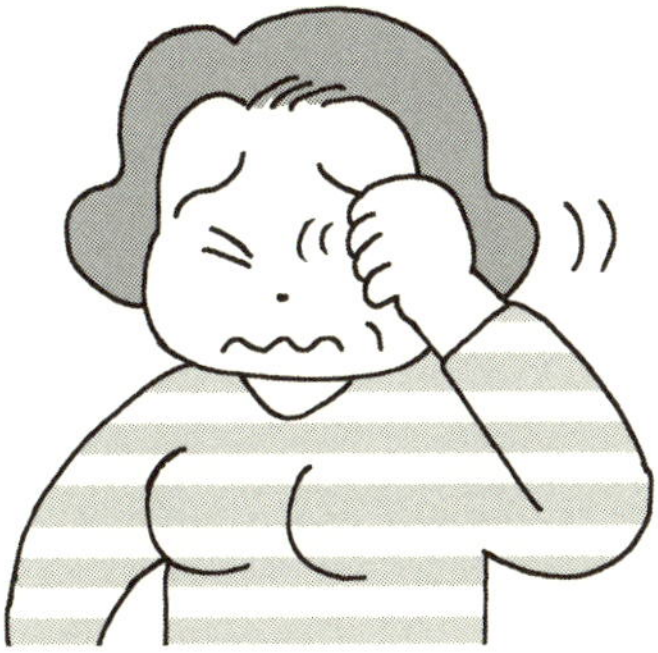

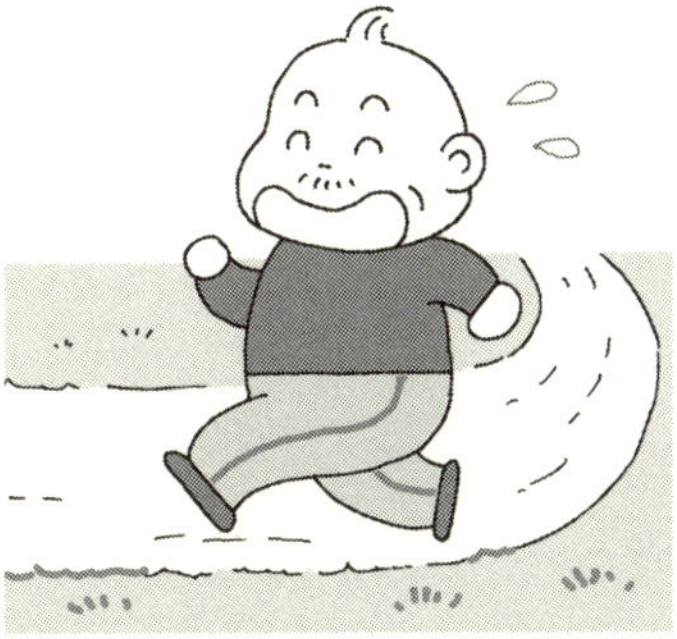

一度にたくさん運動する必要はありません。ちょっとでもいいから続けることのほうが大切です。特に白内障は日々のダメージにより進行しやすいので、毎日続けることです。また無酸素運動である短距離走や筋力トレーニングなどの激しい運動となるとストレスも多くかかってしまいます。軽い運動をして楽しめるというのが大切です。運動はあくまで楽しむことを目標にしましょう。

なかなか忙しくてそんな時間がとれない、運動はおっくうでできないということもあるでしょう。そういうときは普段のちょっとしたことを自分でやるようにしましょう。ロボット掃除機を使わず自分で掃除機をかける、荷物を自分で持つなど、ちょっとしたことでも十分に運動になります。

○目へのダメージ

目をついついこすってしまう習慣も白内障を進めるものです。

「表面をこすっているだけだから大丈夫」そう思ってしまいがちです。しかし目は軟らかいので、軽くこすっているつもりでも、大きくへこんだりゆがんだりしてしまいます。そういう小さなダメージが蓄積して白内障が進むのです。ある方は民間療法で目の周りのマッサージをしていました。そのマッサージ方法が目に有害で目を押してしまっていたのです。そのため白内障が進んでしまいました。

「でもかゆくなったらどうするの？」と思うかもしれません。そういうときは冷やしてください。冷やすとかゆみはやわらぎます。この目をかくということを特に強くしてしまいがちなのがアトピーやアレルギーです。「私は気をつけているから大丈夫」と思っていても意外とそうでもありません。アトピー、アレルギー（花粉症など）の場合は意識しなくてもついつい目をかいているのです。特にアトピーの場合は「アトピー性白内障」と言われるぐらいに白内障が特徴的に現れます。この目をかくことで引き起こされる白内障の場合はケガによる白内障と同じです。まして小さいダメージの蓄積なので目のあらゆるところがいたんでいます。そのため、白内障手術自体が難しくなってしまうこともあるのです。

○お酒とたばこ

お酒やたばこはどうでしょうか？

お酒に関しては一日1合程度であればよいでしょう。というと結構飲んでしまう人が多いです。飲みすぎてしまうとダメージになってしまうので要注意です。過剰な飲酒が白内障を進めてしまう[12]というのはすでにデータとして発表されています。適度な飲酒であると白内障の危険性は55％少なくなります。[13]またポリフェノールなどの抗酸化物質が含まれているといわれる赤ワインだと白内障リスクを50％減らします。お酒を飲む場合、ワインが好きなら赤ワインにするのもよいでしょう。しかし何より飲みすぎないことが一番です。

一方、たばこの場合は白内障によくないです。適量というのもありません。なぜたばこが目にわるいのでしょうか。目は小さな臓器です。目にある血管は小さく細いものです。たばこを吸うと細い血管が収縮して血流がわるくなってしまいます。太い血管なら耐えられても細い血管では血流がわるくなりやすいのです。また、体の酸化（さび）を進めてしまいます。具体的にはたばこを吸うことで白内障の確率が2・8倍ぐらいになるといわれています。

でも、どうしてもやめられない場合はどうすればいいでしょうか？

病院で禁煙の相談をするのもよいでしょう。それでも難しい場合も「たばこを吸っているからもう何をしてもいいや」とならずに、「たばこを吸っている分、他の予防法をきちんとしよう」と考えていただければと思います。

自分が吸っていなくても周りの人が吸っているたばこを間接的に吸ってしまう「副流煙」も問題です。家族や周りの人がたばこを吸っているときは、自分に煙が入らないようにしてもらいましょう。

第四章

これを知らずに医者にかかると危険

あなたと私で全然違う!?　白内障の症状

どういう症状が白内障に特徴的なものでしょうか？
実は人によってさまざまです。白内障は水晶体というレンズが白くなる病気ですが、きれいに一面真っ白になるわけではありません。人によって白くなり方が違うのです。あなたやあなたの友達、あなたの家族では、白内障という名前は一緒でも症状は人それぞれなのです。ですから同じ白内障でも、ある人はぼやっと暗く見えてしまいます。でもある人はまぶしくなって明るく見えてしまいます。ある人は二重に見えることもあります。だから友達とあなたの白内障の症状が違うことはきわめてよくあることです。

有名な症状はぼやけて見えてくるというものです。ただ白内障による見えにくさというのは、突然起こるというよりは「気づいたら見にくくなっていた」というように感じます。そのため「そういえば」と後になって気づく、運転免許の更新に行ったら

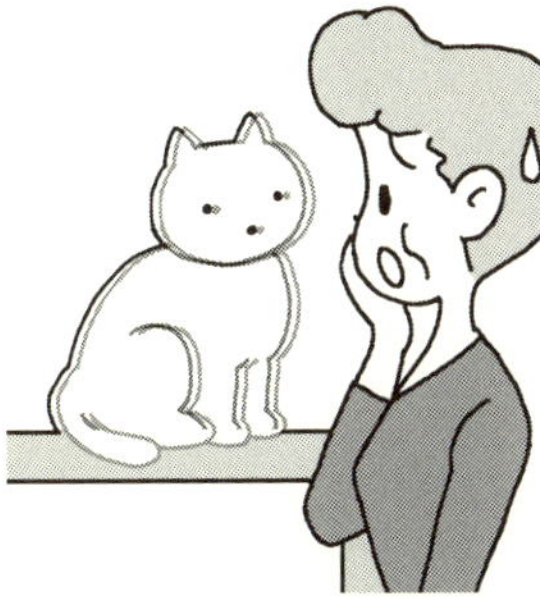

二重、三重に見える

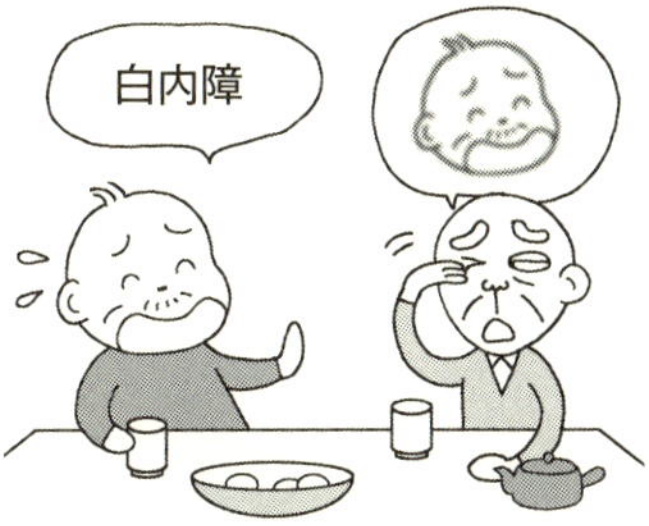

かすんで見える

気づく、友達がむこうから手を振っているのに誰かわからなくて気づく、ということが多いのです。たまに片目を隠してもう片方の目がどのくらい見えにくいのかを自分で確認してみましょう。

ほかには月が2個や3個に見える、信号がいくつかに見えるということがあります。これは白内障によってぼやけてしまうために、くっきり見ることが難しくなって起こる症状です。私は月が4個に見えるから違うのかな？　という方もいますが、4個でも5個でも白内障の症状の一種です。

まぶしいと感じる人もいれば暗いと感じる人もいます。全く逆でどっちもあるなんて矛盾するのでは？

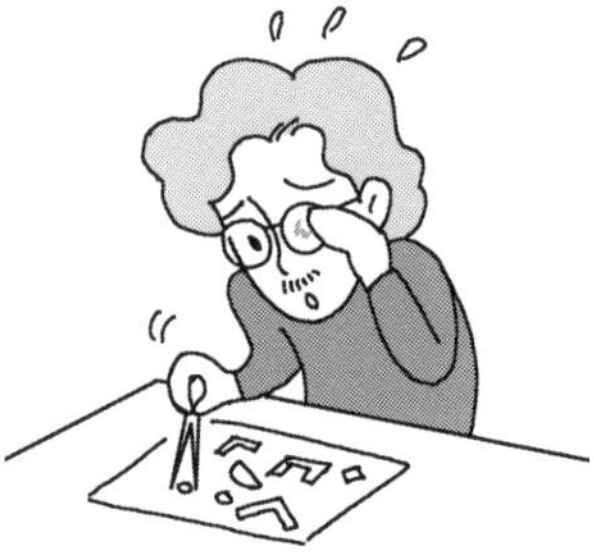

メガネが合わなくなる

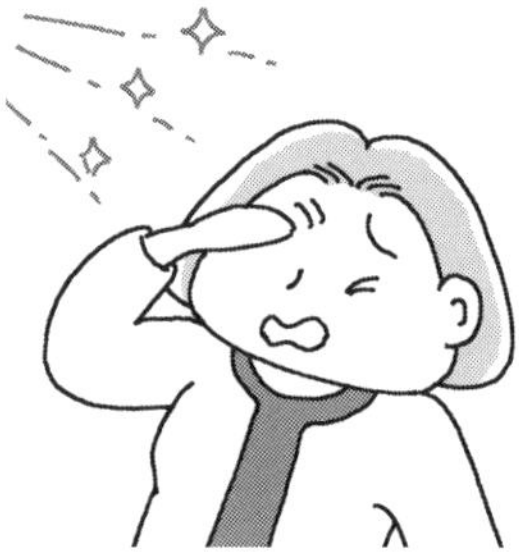

まぶしくなる。明るいところで見えにくい

と思うかもしれませんが、これが白内障の不思議なところです。これは「レンズのにごり方」によります。レンズの光が通過するところが一面に白くなると光が目の中へ入りにくくなります。そのため全体を暗く感じてしまうのです。一方でまだらに白くなる人がいます。例えばメガネのレンズに傷をつけて光を入れると光がキラキラと散乱します。散乱した光が目の中に入るとまぶしさを感じるのです。白内障のにごり方によって全く逆の症状になるわけです。

メガネの度数がどんどん変わる人もいます。特に近視がどんどん進んでしまうことがあります。見にくくなってメガネ屋に行きメガネを作った、半年したらまたずれてきて見にくくなった、というようにメガネを作っても作ってもどんどん度数が変わってしまうのです。これも実は白内障の症状です。

あなたの白内障は今どのくらい？

白内障にも度合いがあります。あなたはどのくらいの度合いか知っているでしょうか？　一般的には1〜5というように段階を分けて話すことが多いです〈図11参照〉。5ぐらいの度合いになるとほとんど何も見えません。1だとほぼ普通に見えます。一般的には、この度合いでいうと3〜4ぐらいで手術をすることが多いです。この度合いは聞かないとなかなか医者側からは言いません。医者によっては「そういう詳しいことは患者にはわからないだろう」と思っている場合もあるからです。でもあなたはわかっているのでぜひ聞いてみてください。ただし、「そんなことは知らなくてい

図11　白内障グレード

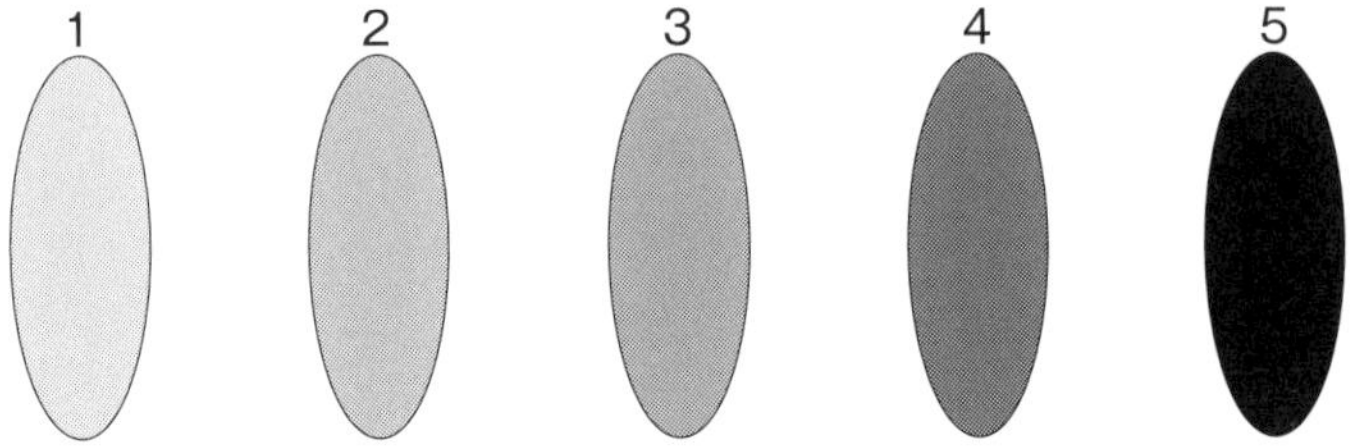

い」と言って教えてくれない怖い医者もまれにいます。あなたのかかりつけが優しそうな医者であれば、「私の白内障はどのくらいですか」と聞いておくとよいでしょう。もし聞きにくい場合は、看護師さんに聞いてみてください。そうすると医者に直接聞かなくていいので気が楽です。

白内障は何歳ぐらいになったら出てきて、何歳になったら手術をしなければいけないのでしょうか？　実は決まりはありません。先天（性）白内障といって生まれながらに白内障の人もいます。一般的な白内障でも50歳を超えると半分以上の人が白内障です。「えっ、でも私はこれまで大丈夫だった」そう思うかもしれません。ここがややこしいところです。だからこそ次のようなことが起こります。

医者によって言うことが全然違う!?

ある方は目の診察を受けて「あなたは白内障がある」と言われてショックを受けました。いよいよそう言われてしまうのか。そう思っていましたが、納得いかないので二人目の医者にかかってみることにしました。するとその医者は「あなたは白内障はないです」と言うのです。前の医者が間違っていたのか？　それとも次の医者が間違っていたのか？　本当のところはどうなのかを知りたくて私のところに来ました。

実は医者によって「あなたは白内障がある」と言う医者もいれば「あなたに白内障はない」と言う医者もいます。白髪に似ています。白髪が一本ある場合「白髪がある」と言うでしょうか。白髪が一本ぐらいある人は美容室でもわざわざ言われません。でももうちょっと増えてくると「ちょっと白髪がありますね」と言われることもあります。いよいよ白髪が増えてくると「かなり白髪がありますね」と言って髪を染めることを勧めてくるようになります。このように、白内障が少しくらいあってもわざわざ言わずに、手術が必要になるくらいまで進んでから初めて話をする医者もいれば、早めにあなたに教えてケアをしたり薬を出したりする医者もいるのです。

これだけは医者に言っておきなさい

絶対に医者に言っておいたほうがいいことがあります。

「自分の希望する治療方針（目薬・手術）」

「飲んでいる薬や体の病気・ケガ」

白内障であれば医者の治療方針はすべて同じだと思っていないでしょうか？

実は医者によって方針は全く違います。だからこそあなたが言うべきことを言っておかないと、いつの間にか希望しない手術を受けることになります。予防の目薬をさしたいのに処方してもらえない、ということがあります。白内障手術の目的は治療、すなわち治すことですが、目薬の目的は予防になります。日本の医者は予防に対しては積極的ではありません。まして自分で手術をするとなると「手術」に対する依存が強くなってきます。私も昔はそうでした。手術で治すのだから目薬をしないでわるくなったとしても、それから手術をすればいいだろうと。そんなときに「私は目薬をなるべくしたい」ときちんと言ってくれる患者さんがいました。そう言ってくれると私たち医者も「よし、目薬を使いましょう」という気持ちになるものです。予防医療はあくまであなたの希望で始まるものなのです。

手術をしたほうがいいかどうかという基準も医者によってまちまちです。

もちろん「大体このぐらいになったら手術を勧めよう」というラインはあります。視力が0・7を切ったり、目の状態が他の病気を引き起こしやすい状態になってきたら患者さんと相談します。けれども医者によっては「どんどん手術を」という考えの人もいれば「なるべく待つ」人もいます。

だからこそ、あなたとしてはなるべくぎりぎりまで待ちたいのか、それとも積極的に治療を受けたいのかという意思を伝えておいたほうがいいです。実際どちらがいいのかについては136ページに書いてあります。

最新治療などを希望する場合は、そのことを言わないと標準的な治療を受けることになってしまいます。169ページに最新治療について書いてあるので、読んでおいて希望を伝えましょう。

飲んでいる薬や体の病気、そして何より目のケガのことは伝えておきましょう。

特に飲んでいる薬は大切です。前にお話ししたようにステロイドという薬を飲んでいると白内障になりやすいです。その他に目に影響が出る飲み薬は意外に多いのです。しかし、眼科となるとついつい薬のことを言いそびれてしまうのでぜひ話しておきましょう。

そして目のケガです。あなたはこれまで目をけがしたことはないでしょうか。今年ではなくても5年前、10年前にあった大きなケガが原因で白内障が強くなってしまうことがあります。ケガをした記憶がある場合は伝えておきましょう。

医者とあなたでは「視力」の意味が違う

あなたは「視力」をどういう意味だと思っていますか？

「最近視力が下がってきたからメガネを変えた」、多くの人がそういうふうに視力という言葉を使います。つまり視力とは「メガネをかけないでどのくらい見えるか」という考え方をするのが一般的です。一方で医者の言う視力は意味が違います。「病院でメガネをばっちり合わせてどのくらい見えるか」という意味です。医学的な言い方をすると、一般にいう視力はメガネをかけないので「裸眼視力《らがんしりょく》」、病院できっちりメ

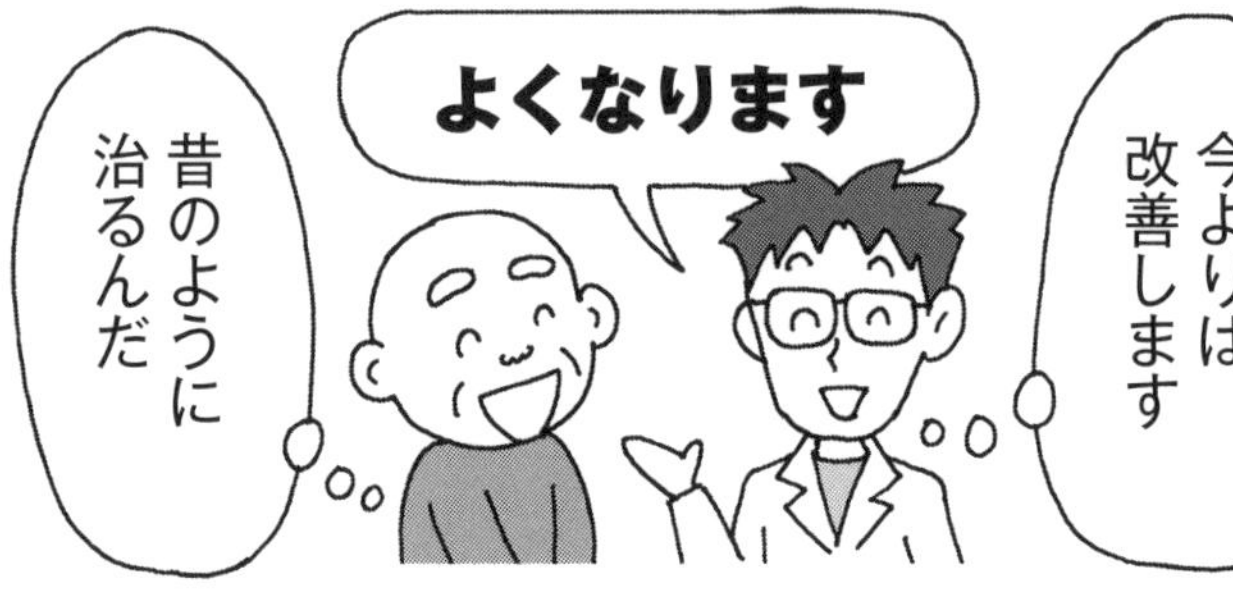
今より改善します
よくなります
昔のように治るんだ

ガネを合わせて測った視力を「矯正《きょうせい》視力《しりょく》」といいます。

一見似ているけれども視力に対する考え方の差が多くの不幸を生みます。

ある方は手術前に医者に「手術をすると視力が上がりますか」と聞きました。医者が「上がります」といって手術を受けることになったのです。不安はありましたが、手術は無事に終わりました。けれども手術後見にくいのでその方は私のところに相談にきました。「白内障手術を受けて視力が下がった」と言います。「昔は0・5は見えていたのに手術をしたら0・3になった」と言うのです。

確かに視力検査をしてみるとメガネをかけない視力

（裸眼視力）は0・3程度、視力検査でも見にくそうにしています。一方で「医者は視力が上がって1・0になったと言い張っている」と言います。確かにメガネをかけて検査をしてみると視力（矯正視力）は1・0出ます。手術前はメガネをかけても0・7程度までしか見えなかったということです。

つまりその方は「裸眼視力が上がるのか」という意味で「視力が上がるのか」と聞いたのですが、医者は「矯正視力が上がる」という意味で「視力が上がります」と答えたのです。このようにしてすれ違ってしまうことが本当に多くあります。

この方は白内障手術により近視になってしまい、裸眼視力が下がってしまったのです。

もう一つ、近見視力というのがあります。遠くが見えれば手元もよく見えるというのは若い頃のことです。年齢を重ねると遠くは1・0見えても手元は0・3程度しか見えないのです。実際、白内障手術を受けた後に近見視力が下がるのはよくあることです。「遠くは見やすくなったけれども手元が見にくくなって不自由になった」という方もいます。それまで本を読むときはメガネをはずして見ていました。白内障手術を受けると確かに視力はよくなって1・0見えるようになった。けれども手元はちっとも見えない、というのです。近見視力が下がっていたのです。この方は手術前にあった近視をなくしてしまい、生活が一変して大変になってしまったのです。

ですから手術前にあなたが「視力は上がりますか」と聞いて、医者が「はい、上がります」といっても、お互いに言っている意味が違うことがあるので要注意です。手術や治療のとき、診療のときに話す「視力・乱視・近視・遠視・老眼」という言葉は間違って理解してしまうとすれ違いが起きて思わぬ不幸をまねいてしまいます。だからこそ、知っているようで知らない「乱視・近視・遠視・老眼」についてお話ししましょう。

○乱視って何？

乱視は目の玉のゆがみです。目の玉はきれいな球の形をしているようでも人によってゆがみが必ず存在します。そのゆがみによって見るものものゆがんで見えるのです。絶対に人間には乱視があります。よく「私は乱視がある」「私は乱視がない」という言い方をします。これは乱視が強くてメガネなどで補正しなければいけないほどになった場合に医者が「乱視があります」といい、それほどでもない場合は「乱視がありません」というのでこのようになっていますが、乱視は必ずあるものです。

白内障によって乱視がひどくなってくることもあります。また年齢によって乱視がひどくなってくることもあります。残念ながら白内障手術をしても乱視をゼロにすることはできません。乱視というのは残ると考えてください。

○近視って何？

近視とは「近くが見えるけど遠くが見えないこと」です。

だから近視のことはなんとなくわかっていると思います。ただ問題となるのは白内障によって近視になっていく人がいるということです。実は白内障のタイプによってはどんどん近視が進んでしまうことがあります。そして近視の度数によってどのくらい手元が見えるかが決まってきます。軽い近視だと１mくらいがばっちり見えます。少しずつ進むと、それが50㎝となり30㎝となるわけです。

近視というのはもともと近視の人には慣れている世界です。また老眼があっても近視の人の場合は「手元はメガネをはずせば見える」という利点があるので便利です。だからこそ白内障手術後も近視にするという人や医者もいます。そうするとたいていは手術をしてみて遠くを見て「あれ見えない」と不安になってしまいます。けれども近視はあくまで遠くはメガネで見るもの、近くがメガネなしであるということを知っておきましょう。

○遠視って何？

一方、近視の逆の遠視は遠くが見えるかというとそうともかぎりません。遠視が強いと遠くも見えず近くも見えないということになってしまうのです。

遠視というほどではない、いい状態は正視といいます。若いときはそれを目や脳でうまく調整できていたのですが、徐々にその調整がきかなくなってきて目がつらくな

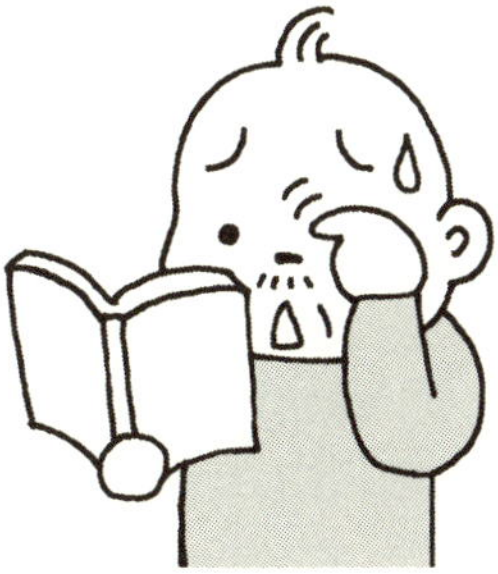

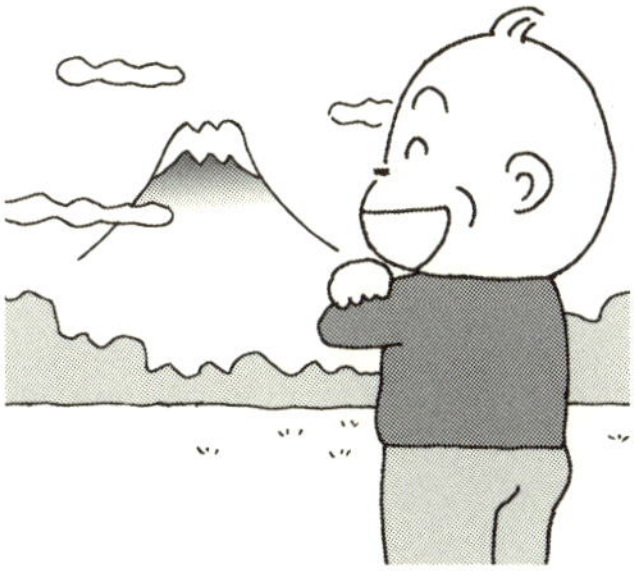

る、頭が痛くなるということもあります。

遠視の場合、昔はよく見えていたという思いがあるために「私は目がいいほうだから」とついつい思ってしまいます。けれども、もともと目がよかった人ほど遠視であることも多く、目が疲れやすくなることを知っておきたいものです。

○老眼って何？

老眼は年齢とともに起きてくるものです。

実は老眼と白内障は切っても切り離せないものです。白内障になると老眼が進んでしまうからです。老眼とはどういうものでしょうか？

「近くが見にくい」。半分正解です。遠くが見える人は老眼になると近くが見にくくなります。一方、近くが見える人はメガネなしでも近くが見えます。

老眼とはピントを合わせる力が弱くなることです。

遠視や正視の人の場合は、子供のころはメガネなしで遠くが見えていました。手元もメガネなしで見えていました。このように遠くから近くに目を移すときに目の玉は自動的にピントを合わせてくれます。その機能が落ちてくると最初は30㎝でピントが合いにくくなります。次に40㎝、50㎝となり、しまいにはかなり離さないと見えなくなり老眼鏡を使うのです。

近視の人の場合は、子供のころは近視のメガネをかければ同じように遠くが見えていました。手元もメガネなしで見えていました。この場合も徐々にピントが合いにくくなってきてその距離が開いてくるのです。

人間はどうやってピントを合わせているのでしょうか？

目の筋肉（毛様体筋）を使って目のレンズ（水晶体）の厚みを変えています。厚みが変わるとピントが合う位置が変わってくるのです。以前お話ししたように白内障は水晶体が白くなり硬くなるものです。ですから白内障によって老眼が進んでしまいます。

また白内障手術のときに入れるレンズもこの老眼に関連します。残念ながら目に入れるレンズに軟らかさはありません。自動的にピントを合わせる能力はないのです。だからしっかりと老眼は残ってしまいます。最近は最新治療として遠近両用のレンズがありますが、これも自動的にピントを合わせるレンズではないため、性能は落ちてしまいます。

白内障のときに受ける検査

白内障の診察を受けるとき、どんな検査を受けることになるのでしょうか？

検査について正しく知っておかないと間違った検査を受けてしまうことになります。

ある方は視力検査の受け方を間違っていました。そのために必要以上に視力がわるく測定されてしまい、手術をしなければいけないと判断されてしまいました。手術寸前のところで検査員が気づいて手術を免れることができました。眼圧検査のときに力を入れすぎて測定値に誤差が出てしまい、不必要な薬を飲まなくてはいけなくなった人もいました。

ですから検査を正しく知り、正しく受けておくことがあなたの体を守ることにつながるのです。特に目の検査は、視力に代表されるように「あなたの答え次第」という検査が多いのです。またスムーズに検査ができれば時間も短くてすみます。

白内障の重要な検査には「視力・眼圧・屈折力」検査があります。それぞれあなたが正しく知って検査を受ければ検査結果もきちんと出ますので、一緒に予習しておきましょう。

○視力検査

視力検査には裸眼視力と矯正視力という二つの検査があります。よく一般にいう視力は裸眼視力（メガネをかけない視力）で、医学的な視力を矯正視力（メガネをばっちり合わせた視力）といいます。

椅子に座ってCの字のようなもののどちらが開いているかを答える検査です。「適当に言って当たっちゃったらどうしよう？」と思うかもしれませんが、適当に言って当たる確率は4分の1です。そのため何回か同じような視力のところを検査して適当でないかを調べてくれます。ですから安心して「こっちかな？」と思った時点で答えてください。

そのときに椅子の位置を前にすると距離が変わってしまいます。距離によって視力が変わってくるので、椅子の位置をずらさないようにしましょう。裸眼視力はその日の調子や状態によって変わってしまいます。ですから医学的には矯正視力を多く用います。

1・0見えたか1・2見えたかということにこだわることもありますが、1・0も1・2も1・5もそんなに変わりません。体調や天候や検査する人との相性によっても変わることがあるので、あまり一喜一憂しないようにしましょう。

○眼圧検査

機械に顎《あご》を載せて空気が出てくる検査です。「この検査は嫌い」という方も多いです。あなたもそうでしょうか。これは目の硬さを測っています。目は丸くてボールのような形です。パンパンに張っているときは眼圧が高いといいますし、軟らかくなると眼圧が低いといいます。眼圧が高いと緑内障という病気になりやすいです。白内障が進むと眼圧が上がって緑内障になることがあるので大切な検査です。

なかなか難しいのですが、なるべく目をあけるようにしてまっすぐ見ましょう。緑色のライトが見えてそこを見てもらうことになります。空気が出てきて目に当たっても目をつぶってしまわないように頑張りましょう。場所や状況によっては麻酔の目薬をして医者が棒を目に当てて眼圧を測ることもあります。

この検査での注意点は力を入れすぎないことです。力を入れてしまうと眼圧が高めに表示されてしまうことがあるので、リラックスして検査を受けるようにしましょう。

○屈折力検査

あなたの近視・遠視・乱視の度数がどのくらいなのかを機械で測るものです。機械に顎を載せて風景や気球のようなもの、家のようなものを見てもらう検査です。検査途中に画像がぼやけるようになっていますが、あれはわざとぼやけさせてあなたの近視・遠視・乱視の度数を測るものなので心配しないでください。

検査を上手に受けるためにはまばたきをしすぎず、顎やおでこを台から離さないようにしましょう。

こんな医者にかかりなさい

すべての医者がいい医者で実力がある人だと言いたいですが、現実的にはそうではありません。残念ながら医者にはいい医者とそうでもない医者、そして実力がある医者と実力がない医者がいます。

どういう医者にかかればいいでしょうか？

まずは何よりいい医者にかかることです。私が知るそれぞれの特徴をお教えします。

そうでもない医者の特徴としてはお金にうるさいということです。お金もうけを最優先としてしまいます。「医療はビジネスだ」という医者もいます。確かに病院経営だってちゃんとやらなければいけません。看護師や事務員さんの給料だって出さなければいけない。そういう意味では間違ってはいないのですが、患者さんが札束に見えるような医者にかかりたいと思うでしょうか。お金もうけを第一としている人には気をつけたほうがいいです。何より不必要であっても検査や治療を勧めてくることがあるからです。

誠意と信念をもって検査や治療をしてくれる医者を選びましょう。また「病を見ずして病人を見る」という医者がいいです。医療はある程度科学的に冷静に進めなければいけない部分ももちろんあります。けれどもそれだけではだめなのです。あなたを人として見て人として治療してくれる医者に治療してもらいましょう。

一方、難しいのは医者の実力の見極め方です。白内障の診断や普段の診察がうまい医者、手術がうまい医者を見分けるのは難しい。「私はこんなにたくさん手術をしています」と威張っていても、それほど手術が上手でない医者もいます。一方で謙虚に「私はそれほどではないです」と言っているけれども、目を見張るぐらい実力がある医者もいます。その見分け方には三つのポイントがあります。「口コミ・推薦・直感」です。

はじめの一つは、口コミです。特に信じてほしいのはわるい口コミです。「あの先生は態度がわるい」「あの先生の治療は治りがわるい」というのはみんなそんなに変わりません。一方であの先生はいい、というのは人によって違います。たくさん薬を使って素早く治してくれる先生がいい先生だと思う人もいれば、最小限の薬でゆっくりと治したほうがいいという人もいます。いい人の基準はあいまいだからです。だからいい先生といううわさは話半分に聞いてわるい先生という口コミを信じましょう。

もう一つは医者の推薦。つまり他の病院やクリニックから紹介状をもらえるぐらいかどうかということです。医者が他の医者に推薦する場合は、ダメそうな医者には紹介しません。なぜなら、せっかく紹介した患者さんがわるくなってしまったら紹介した側としても悲しいことだからです。大切な患者さんを紹介する、というのは実力や性格的にいい人にしか紹介したくありません。だから医者が紹介する＝医者が推薦するということと考えてよいのです。

そして最後にあなたの直感です。人間の直感というのは侮れないものがあります。多くの人間とかかわる中であなたの中にも相手を見抜く力は備わっています。だからちょっとでも変だなと思ったらやめましょう。

「即手術」と言われて心配であれば他の医者の意見を聞いてみることです。「即手術と言われたのですが本当でしょうか」といって他の医院を受診すると考えを伝えてくれます。医者同士かばうのでは？と心配になるかもしれませんが、前の医者の診断が間違っていると思ったときに下手に同調すれば自分まで嘘を言うことになってしまうので、そんな自分の身を削るようなことはしません。安心して受診してください。

絶対に気をつけたほうがいい医者というのもいます。話してみて話は合わないし、おかしい医者です。病院によっては職員が「他の病院に行ったほうがいいよ」と言ってくれることもあります。あとは眼科の専門ではないのに眼科医を名乗る医者がいるということも要注意です。どういうことでしょうか？

実は日本の法律上、何科の医者であるかは自由です。私が明日から脳外科医だといって脳の手術をしてもかまわないのです。同じように皮膚科の先生が明日から私は眼科医です、ということも可能なのです。ですから眼科専門医を取得しているかどうかというのは一つの基準として重要です。

眼科専門医は眼科にしっかりと従事して研修を受けてそのうえで試験に通らないと認定されません。ですから最低限、眼科専門医に治療をしてもらうのがいいでしょう。眼科専門医かどうかをどのように調べるかというと、一番はホームページです。ホームページに書いてあります。それ以外にも眼科の診察室や待合室などに「眼科専門医」と表記してあるプレートがあったりします。

もしも、家族が白内障と言われたら

あなたの家族が白内障と言われたらどう思うでしょうか？

こんなことがありました。その方は80歳でした。娘さんは結婚されて遠くに住んでいる。旦那さんは早くに他界されてしまいました。娘さんとはたまに電話で話すくらいです。

特に見にくいということはない、けれども年齢のこともあり心配なので眼科に一度かかることにしました。そうすると医者に言われてしまいました。「あなたは白内障だからすぐに手術をしたほうがいい」。そう言われて手術の予定を決め、2週間後に手術をすることになったのです。娘さんにそのことを言うのも申し訳ないし、白内障の手術ぐらい問題ないだろう、そう思っていたのです。

手術は最新治療、最新のレンズで行われました。自由診療（自費）で高額でしたが期待をしていました。しかし手術後、むしろ見にくいと感じてつらい日々です。その後、たまたま娘さんから電話がきて、娘さんに事情を話しました。そして意見を求めて2人で私のもとに来たのでした。

結果、治療をすることでその方は今では普通の生活を送れるようになりました。あなた自身だけでなく、離れて暮らすあなたの家族がいつの間にか白内障になっているかもしれません。対処法を知らず手術を受けなければいけない状態かもしれません。

だからこそ家族が白内障と言われたらあなたにも白内障のことを知っておいてほしいのです。もちろん患者さん自身が知ることが一番ですが、高齢だったりほかにも病気があったりでなかなか難しい場合にはあなたが白内障のことをよく知っておけば家族も助かるし、あなた自身も助かります。

ほかにもこんなことがありました。認知症と診断されていた90代の男性がいました。その方は意思疎通が難しいということです。けれども家族が「最近食事をとるとき、あまり見えていない気がする」と気づきました。そのため眼科を受診すると、白内障であることがわかりました。白内障を手術するとその人はしゃっきりとしてきて家族の顔もわかるし自分で食事もできるようになりました。

このように白内障で見えないということが家族に与える影響は大きいものです。きちんと対処をしていただきたいと思います。特に離れたところに家族がいる方こそ、よく知ってアドバイスしてあげてほしいのです。

第五章

医者にもらった薬がわかる・治療がわかる

白内障にならないようにする治療

白内障の薬の役割はわるくならないようにすることです。薬というと普通は病気をよくするためのものです。頭痛の薬を飲めば痛みがとれるのは普通です。目やにの薬を点眼すれば目やにが止まると思うものです。けれども白内障に関していうと今のところ目薬で治すという方法はありません。

ただし、医学界では今後目薬で治るのでは？　という期待があります。多くの研究者がその目薬を研究していますが、残念ながら安全で効果があるものは今のところないのです。けれども将来的に白内障を治せる目薬が出たときのためにも、今のうちからわるくしないでおくことが大切です。何事もかなり進行してしまったものを戻すより、軽い病気を治すほうが簡単なものです。ですから、ぜひ進行を予防する薬のことを知っておきましょう。

薬を知っていくうえでその名前を知っておくことは大切です。そして薬に愛着をもって治療をするほうが効果的であることがわかっています。「そんなスピリチュアルみたいなことがあるか」と思うかもしれませんが、これは実際にわかっていることです。医学の世界ではプラセボ効果といわれていますが、「これだけの効果があってこういうものである」とわかっているとそれだけ効果がいいのです。

例えば食事をするときのことを考えてみましょう。「これは山田さんという一流の農家の人が育てたネギを材料に佐藤さんという一流のシェフが作ったものです。佐藤さんは三ツ星ホテルのメインシェフを何年務めた人で……」と言われて出てくると、それがネギ、まだとしてもなんだかすごいもののような気がしておいしい気がするのに似ています。

せっかく毎日使う薬ですから、その名前や効き方、副作用を知っておくことが大切です。薬には残念ながら多少なりとも副作用が存在します。それを全て病院が説明するのは難しいです。だからこそ何より病院で「どんなお薬を飲んでいますか」と言われたときに簡単に答えられれば、その薬の副作用なのかを知ることができますし、飲み合わせなども確認することができます。内科の先生や他の科の先生に薬のことを聞かれたときにもすっと答えることができます。

ある方は目薬の副作用で目が荒れることを知りませんでした。ある病院で出された目薬を一生懸命さしても一向によくならず、かえって目が荒れて目やにが出ていました。痛みもひどいので皮膚科を受診しました。そのとき目薬の名前を思い出せずついつい言いそびれていたのです。しばらく皮膚科で治療を受けたけれどもなかなか治りませんでした。そこで、私のところへ診察にきたのです。

「まずはすべての目薬をやめてみましょう」そう言うと不安そうでした。薬はいいものなのにやめて大丈夫か心配だったのです。けれども目薬をやめて1週間もすると痛みはひいて目の荒れも治まってきました。1カ月もすると元のようによく見えて楽になってきたのです。

このように薬を知っているか知らないかがあなたの人生に大きくかかわってきます。

白内障の薬には主に目薬が使われますが飲み薬を使うこともあります。一つ一つ見ていきましょう。ごろ合わせもあるので名前を覚えるのに役立ててください。

白内障予防の目薬

水晶体が次第に白くなり白内障になっていくのを食い止める作用があります。

○タチオン®

覚え方——太刀魚（タチウオ）

回数——1日3～5回

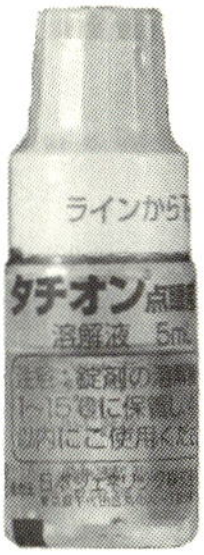

これは開けたら使えるのではなく、錠剤を溶解液に溶かしてから使う目薬です。副作用は刺激を感じたり、かゆくなったりします。また充血することがあります。

○カタリン®・カタリンK®

覚え方――肩リング

回数――1日3〜5回

薬によっては開けてすぐ使えるものもありますが、錠剤を溶解液に溶かしてから使うものもあります。副作用としては充血や目に傷がついてゴロゴロすることがあります。まぶたが腫れてしまうこともあるのでそのときは医師に相談しましょう。

この目薬には同じ効き方をするカリーユニ®（覚え方―カレーミニ）とピレノキシン点眼（覚え方―ピアノきしむ）があります。

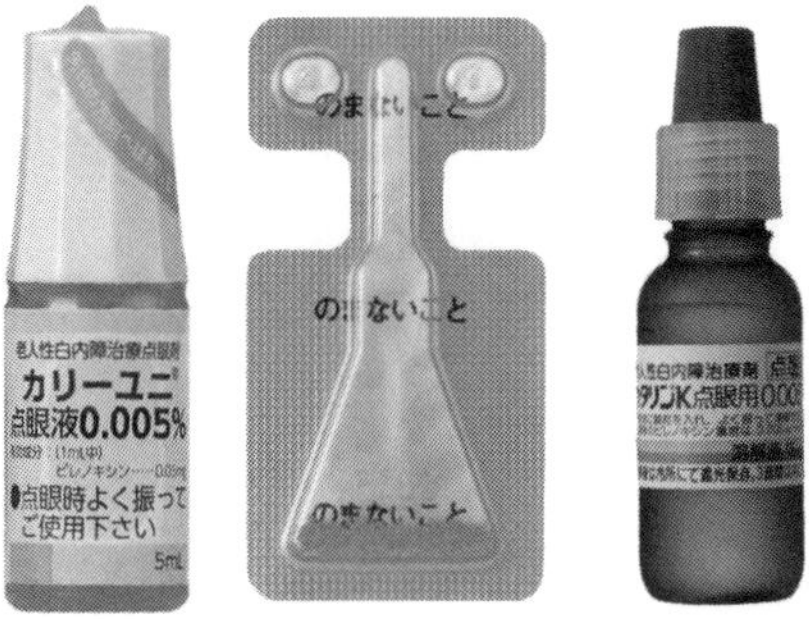

一時期、白内障の目薬は効果がないのではないかといわれたときがありました。確かに白内障の目薬の開発をしたのはかなり昔であるために、今のように厳格な検査が行われていなかったのです。けれども今ではその有効性を再検討して実際に効果があることが示され始めています。特によく受ける質問として「何歳から目薬をすればいいですか」と聞かれることがあります。答えはありません。いつも私は顔に塗る「しわになりにくいクリーム」に例えています。

しわになりにくいクリームも「よし塗ろう」と思ったら塗り始めるものです。クリームを塗るのが面倒だなと思う人は、実際にしわが気になり始めないとなかなか塗る気持ちにもならないでしょう。一方でクリームを塗ることは全く苦ではなく楽しいという人は、しわが気になり始める前から使います。

白内障の目薬は60歳以上で使う人が多いですが、人によって年のとり方は違うので、よく相談して使い始めるようにしましょう。またこの目薬は進行を遅くするもので、治すものではありません。だから「それくらいだったら別に目薬はしなくていい。私はわるくなったら手術を受ける」と思っている人の場合は目薬をしないわけです。

何日か目薬を忘れてしまって不安になることもあります。心配しないでください。進行予防ですから日々やることが大切ですが、忘れたことを気に病んでしまうと、そのほうがよくありません。ストレスもよくないからです。あまり気にしすぎず薬を使うようにしましょう。

一方、「目薬をしたいのだけれども医者が処方してくれない」という場合もあるかもしれません。あなたが「目薬をするほどの目ではない」「目薬をむしろしないほうがいい状態」と医学的に判断することもあります。それ以上に多いのは、信念として「わるくなったら手術をすればいいのだから目薬はいらない」と考える医者です。私の場合は患者さんが希望する人生を送ってもらいたいと思うのですが、そのあたりは医者の信念です。

「私の言うことを聞いてください」とその医者とケンカをするのはあまり得策ではあ

りません。医者の信念を変えるよりは医者を変えたほうが楽です。「目薬をしたいと思うのですがどうですか」と一度聞いてみてください。医学的な理由がある場合は説明してくれます。医者の信念の場合は、残念ながらその医者の考えを変えさせるのは難しいと考えてください。

白内障予防にもらう飲み薬

目薬より副作用が出やすいことがありますので注意が必要です。

○チオラ®
覚え方――ちから
回数――1日3回（1〜2錠）

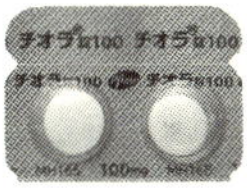

白内障の進行を予防するといわれており、同時に肝臓の病気のときに肝臓機能の改善にも使われています。

副作用として、黄疸《おうだん》といって肌が黄色くなってしまう、肝臓の機能がかわってわるくなってしまうこともあります。肺炎になることもあります。

漢方薬もありますが、目薬に比べれば副作用は多くなります。

○八味地黄丸®（ハチミジオウガン）7

覚え方――ハチミツ

副作用として肝臓に異常が出たり、ぶつぶつが出たり(発疹《ほっしん》)することがあります。

○牛車腎気丸®（ゴシャジンキガン）107

覚え方――牛車

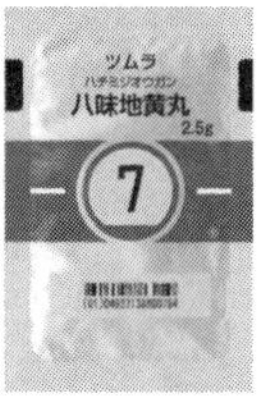

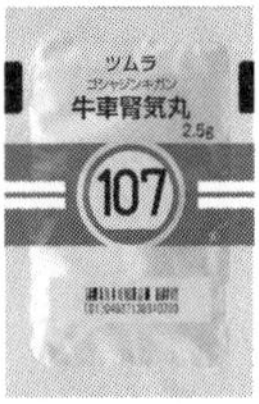

飲み薬でも白内障に効果があるものはあります。ただし、どの薬にも副作用があるので現在はあまり積極的には使いません。副作用とのバランスでよいと思った場合に使うときや、漢方の場合はあなたの体のバランスに応じて漢方薬が処方されることもあります。

その他医者からよくもらう目薬いろいろ

次にあげた目薬は白内障をわるくしない目薬とは違いますが、白内障治療の中で必要になることがあります。散瞳《さんどう》検査といって瞳《ひとみ》を開く目薬と炎症を抑える薬、ばい菌止めの目薬です。手術をするときは必ず使いますし、定期検査で使用することもあります。

図12　瞳孔

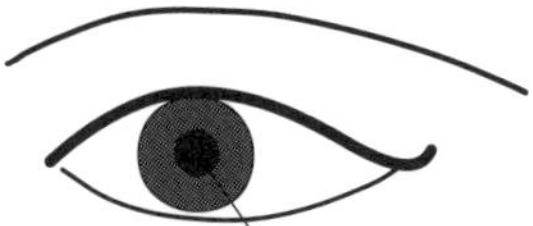

【瞳を開く目薬】

外来でも「瞳孔を開くお薬です」「まぶしくなるお薬です」といって診察のときにさされることもある薬です。そもそも瞳孔ってなんでしょうか？　なんとなく聞いたことはありますが、よく考えるとわかりにくい言葉です。

目を改めて見てみると、白目の中に黒目があります。黒目には茶目の部分とその中心の黒い部分があります。この黒目の中の黒い部分を瞳孔《どうこう》（＝瞳）というのです〈図12参照〉。瞳というのはコミュニケーションにおいて非常に重要で心を映し出す鏡といえます。相手に興味があると瞳は開いてきます。一方で全く興味がないと瞳は閉じてきます。だから人と話をするときに瞳が開いている人は、感情が豊かだったり好意的な印象が相手に伝わったりするのです。

それ以外には暗いところで瞳が開くということもあります。猫の目も有名ですよね。

瞳が開くと多くの光が目の中に入るので、暗いところでも見やすくなるのです。

○ミドリンP®（サンドールP®）

覚え方――緑

○ネオシネジン®

覚え方――ねおん

瞳を開く目薬です。検査や手術をするとき、瞳が開いていると目のレンズ（水晶体・白内障）をよく観察することができます。ですからこの薬を使うのです。けれどもこの薬を使うと瞳が開いてたくさんの光が入ってしまうために見にくくなってしまいます。診察に行ったら目薬をさされて逆に見にくくなったと不安になってしまうこともあります。ですが翌日になればよくなるので心配しないでください。

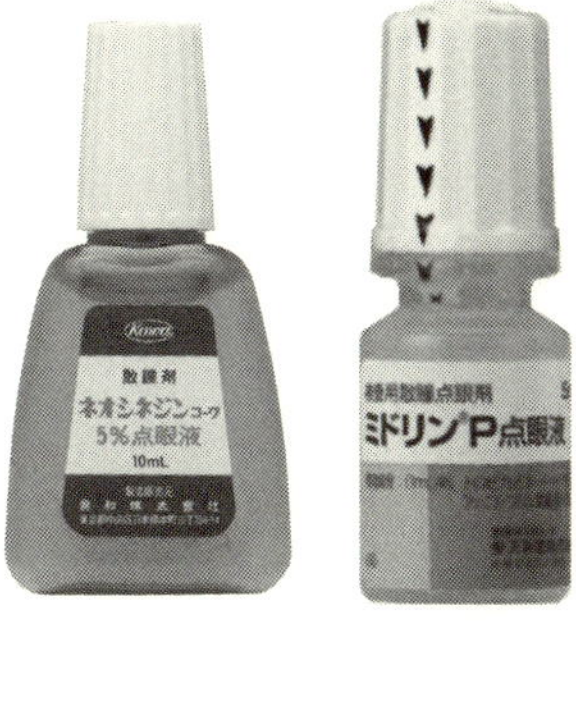

【抗生物質の目薬】

○クラビット®

覚え方――くらぶ

○ベガモックス®

覚え方――屁がもくもく

○ガチフロ®

覚え方――がちがちのふろ

ばい菌止めの目薬です。手術をするときにばい菌が入らないようにするために使います。普段は結膜炎など目にばい菌が入ってしまったときに使う薬です。いろいろな種類がありますが、基本的にはあまり変わりません。手術後や結膜炎のときに自然に目やにが落ち着いたから大丈夫！　と思っても、実はばい菌がいることもあるので、

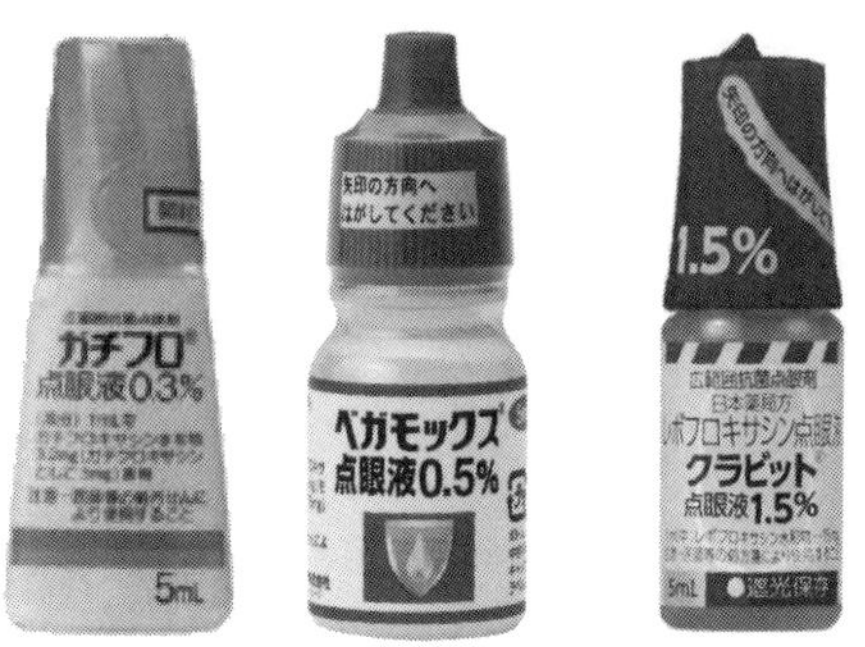

やめるタイミングをきちんと聞いてからやめたほうがいい薬です。勝手にやめないでください。

【炎症を抑える目薬】

○ジクロード®（ジクロスター®）
覚え方――ざくろ

○ブロナック®
覚え方――ぶろっく

○ネバナック®
覚え方――ねばねば納豆

手術をするときに使います。炎症が強くなると見にくくなったり痛みが出たりしてよくないことが起こります。そこで炎症を抑える目的で使

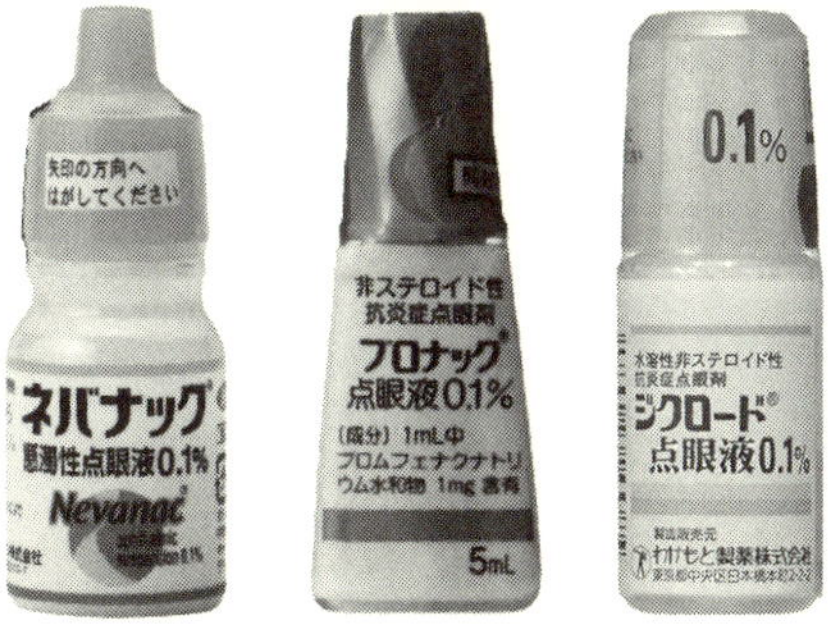

うのです。

手術をすると必ず炎症が起こります。腕や他の場所を手術したとき、切ったところが腫れることに似ています。目の場合は目の玉自体は腫れることができないので目の玉の中に炎症がたまってしまうのです。たまりすぎてしまうとダメージになってしまうため、炎症を意図的に抑えるものです。副作用として目がゴロゴロしたり、傷ついたりすることがあります。

【ステロイドの目薬】

○リンデロン®

覚え方――鈴テロン

○フルメトロン®

覚え方――振る目

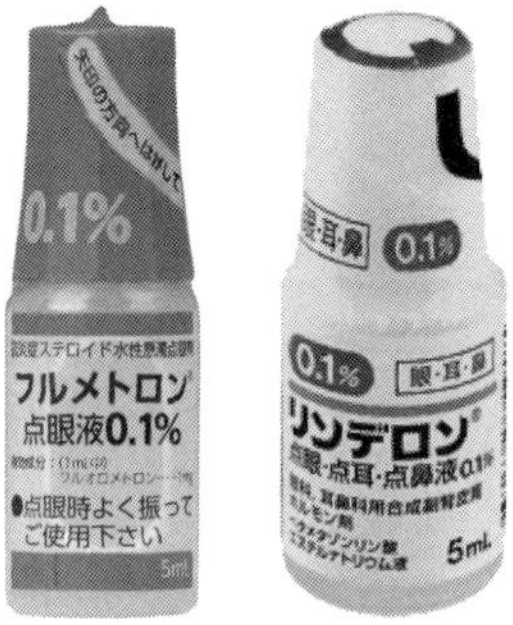

ステロイドと呼ばれる目薬です。ステロイドの目薬を使う場合は、名前を聞いただけで拒否反応が出る人も多いでしょう。確かにステロイドの軟膏や飲み薬というのは一度使ったらなかなかやめられない、副作用が多い、というイメージがあるかもしれません。けれども目薬のステロイドの場合は、全身にはほとんど作用しません。そのうえやめられないという薬ではありません。ただ、副作用がゼロというわけではありません。特に大きな副作用は眼圧上昇です。これは目の血圧ともいえる眼圧が上がってしまうものです。眼圧が上がると緑内障という病気になってしまうこともあるので、こまめに眼圧を測ることが大切です。

第六章

白内障手術を悩んでいるあなたへ

白内障の治療方針は医者ではなくあなたが決める

　これからいよいよ手術の話をします。その前に実際にあなたが医者から「白内障手術をしましょう」と言われたときにパニックにならないためのアドバイスをしておきます。

　白内障を見ると医者は「手術をしたほうがいい」と言います。確かに多くの人は手術をすることで見やすくなります。実際に私の実感としてもこれほどまでに患者さんを幸せにできる手術はないと思います。一方で白内障手術を受けて「思ったほどよくならない」「むしろ調子がわるくなった」と言う人もいます。だからこそあえて言います。

「手術よりは予防や生活のほうが大切。手術なんてしないですめばそれがいい」

本当だったら手術をせずに目薬で治るほうがいいわけです。仕方がないから手術をするのです。だからといって、目が見えないままにほうっておきましょう、ということではありません。あなたにできることをしっかりやりましょうということです。今の医学は手術に偏ってしまっていて、目薬や日常生活、あなたができることをあまりにも軽視しています。

だから「あなたにできることはない。白内障はわるくなったら手術するだけだよ」と言ってしまうのです。でも手術には100%なんてありません。どんなにうまい人が手術をしたとしても、手術で逆に見にくくなってしまうことさえあります。

だからこそ白内障の手術を受けるときは、そのいい点もわるい点も知ったうえで手術に踏み切るべきなのです。わるい点を隠して手術をするのはいいことではありません。

私も毎年たくさんの方の手術をしています。腕に自信があり、ただそれだけで納得していました。白内障手術をすればよくなるのだから手術をすればいいのだ。そう思っていました。自分の手で手術をして多くの人が救われて見やすくなり感動してくれます。感謝の手紙をくれる人もいます。お祈りされることもあります。友達を紹介してその友達が口コミで来ることもたくさんあります。

一方でどんなに手術がうまくいっても不調を感じてしまう人もいます。また多くの病院で手術を受けて不調を感じ、最後の望みで当院に来る人もいます。一部ではありますが、医学の力を過信して患者さんに無理やり手術してしまう医者もいます。知識がないと「医者が言うから手術をしたほうがいいのだろう」と考えてしまいがちです。そうすると「手術をしてもあまりよくならない」「むしろ不調を感じる」ということが起きます。ただそれは「倫理的には問題」だけれども「医学的にも法律的にも間違ったことではない」のです。手術でそれほどよくならないことも説明してあり、手術の説明も十分で、手術の手技にも問題がありません。実際に白内障があるわけですから白内障手術をすること自体、何の問題もありません。けれども患者さんが不自由を感じてしまってはよくありません。

あなたにはそうならないために、手術の実際とよい点もわるい点もわかってほしいのです。もちろんほとんどの方は問題なく手術が終わり経過もよいのですが、知っておくことでより安全にすることができるのです。

白内障手術の流れを表も裏も紙上体験

いつの日か「白内障手術をしましょう」と言われるその日のために知っておきましょう。まず医者が白内障手術をしましょうと言うときには、二つの意味があります。

①そろそろ手術をしたほうがいい時期です

この場合は急ぎでないですし、ちょっと待ちたいというときはゆっくりと待って治療ができます。

②早めに手術をしたほうがいいです
白内障の状態がわるくなって緑内障になってしまう、他の病気を起こしてしまう場合はこちらになります。

だいたいは①の「そろそろ手術の時期ですよ」という意味の場合が多いです。本当にするべきかどうかを考えるために、実際の白内障手術の流れを見ていきましょう。紙上体験ですが、あなたが手術を受けるつもりで読んでみましょう。


ある日あなたは眼科の外来に行きます。医者はあなたがどのくらい見にくいと感じているかを聞いて診察をします。その結果こう言われます。

「そろそろ白内障手術をしましょう」

もしくはこう言われることもあります。

「白内障の手術をするぐらいの時期ですがどうしますか」

〔大切なこと〕　どんな手術でも受けるか受けないかはあなたが決めることです。医者ではありません。

そこで「手術を受けます」と意思を示すと、手術前の検査を受けます。さらに詳しい手術の内容の説明を受け同意書に署名します。そして白内障手術日を決定します。

手術の数日前（3日前が多い）からばい菌止めの目薬をさします。手術当日は瞳を開く薬、手術前の準備の薬を使います。日帰りの場合は自分でやることも多いですが、施設によっては病院側がやってくれます。自分で目薬をさすのに自信がない場合は聞いてみましょう。不安な日々ですが目薬をさして気持ちを落ち着かせます。

〔大切なこと〕目薬をさすことに自信がない場合は点眼補助具（148ページ）を使うと便利です。

手術は横になって受けます。横になると目を洗って目薬での麻酔を受けます。その後必要に応じて注射を目の周りに受け、顔の上に布をかけて手術を受けます。手術をするところはきれいに消毒・滅菌してあります。あなたの手は清潔かもしれませんが、手術の場所をその手で触るとばい菌が入ってしまうので、鼻がかゆいとか目がむずむずしても顔に手をもってこないようにしましょう。

腰がわるい人の場合は相談して自分の腰にちょうどよい体勢をとります。酸素が必要な場合は酸素を吸いながらします。横になってじっとしているのが難しい場合は事前に相談しておきましょう。

〔大切なこと〕　手術はあおむけになって行います。その状態でじっとしていることが手術成功の秘訣です。

【ポイント】

実際の白内障手術の細かい流れを見てみましょう。

手術はどうやっているのかを細かく知っていると手術後の不調も医者の言うことも

図 13　白内障の手術の流れ

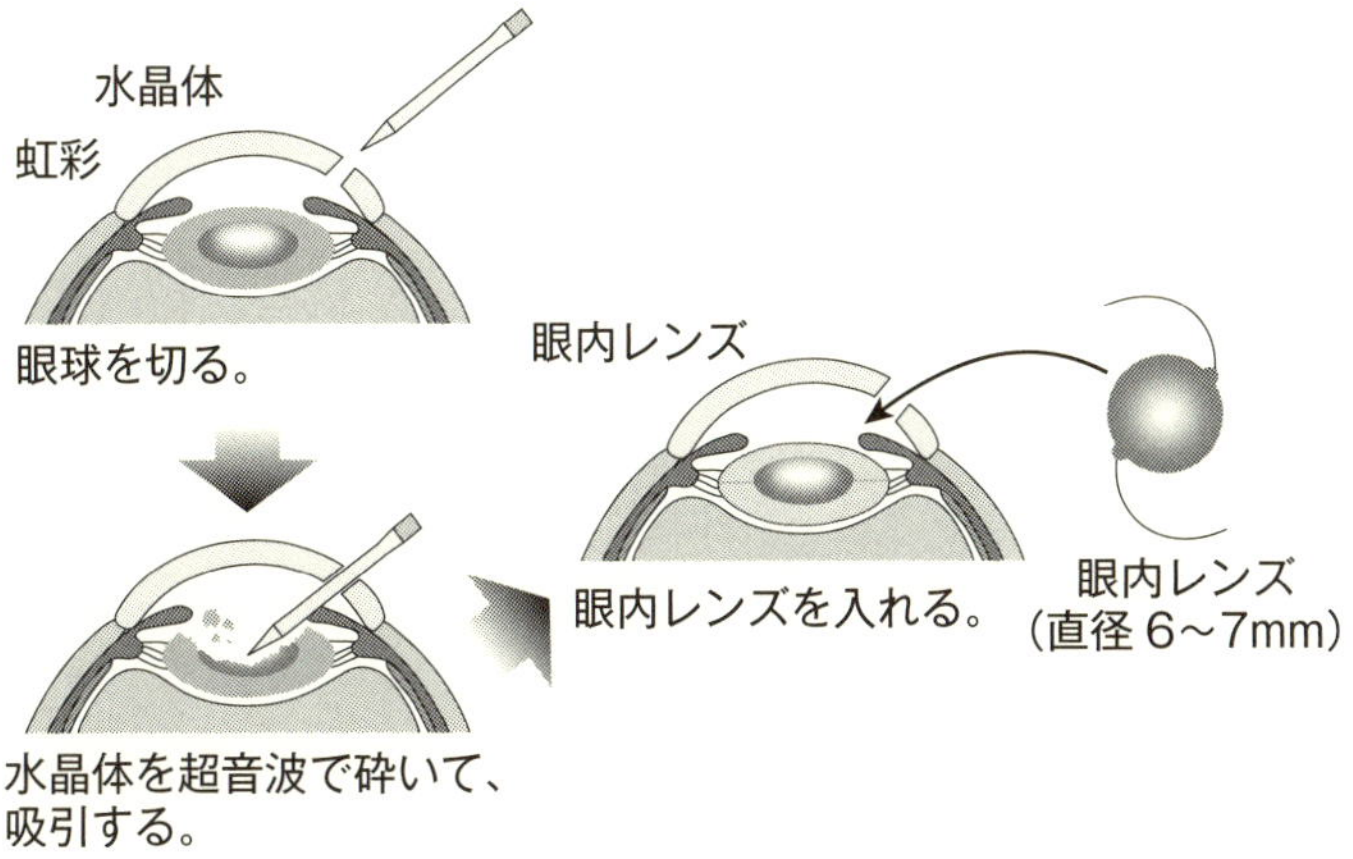

理解できます。それに自分の目にメスを入れられて治療を受けるのに、その内容を何も知らないというのも心配です。

手術のときはまばたきをしないように機械で目を開けたままの状態にします。頑張って目をつぶろうとするとつぶれなくはないのですが、頑張って目をつぶっても手術をしにくくするだけです。力を抜いて楽にしておくことが大切です。

目薬で麻酔を受けます。麻酔の目薬なのでしみることを心配する方が多いですが、しみるのが普通だと思ってください。その後目を洗います。必要に応じて麻酔の注射をすることがあります。そして手術が始まります。まずは黒目に傷をつけて目の玉の中に器具を入れる入口をつくります。目の玉のレンズ（水晶体）は袋に包まれているため取り出すことができません。そのためその袋を破く作業をします。きれいに破いたほうが後の作業がしやすいために丸く袋を切り開きます。そのあと袋に入っているレンズを取り去って代わりに人工のレンズを入れます〈図13参照〉。最後に傷を閉じて終わる、というものです。傷を閉じるときに糸で縫う場合と縫わない場合があります。糸で縫った場合は後日糸をとることがあります。

ここで大切なのは、これらの作業はあなたの目の中で起きているということです。そして手術はたいてい局所麻酔で行われます。ですからあなたの協力次第で手術が失敗する確率が上がることもあれば、成功する確率が上がることもあるのです。顔を急に動かしたり目をきょろきょろさせてしまうと手術は難しくなってしまいます。なるべくじっとまっすぐ前を見るか医師に指示された方向を見るようにしましょう。

先ほども書きましたが目や鼻がかゆくなってもそこをかいてはいけません。かゆくなったら口で言いましょう。痛みがあるときも動くのではなく口で言います。
また目を無理につむろうとすると人間の目は上を向いていくという特性があります。だから目を無理につむらないようにしましょう。まばたきはしても問題ありません。
その他、目がくぼんでいたり鼻が高い人や首が太い人は手術が難しくなります。

手術が終わると、当日は眼帯をします。その後眼帯を外して目薬を開始します。手術後は複数の目薬があるので頑張って目薬をさしましょう。手術後すぐは、傷口が閉じているとはいってもこすると開いてしまいます。手術後に傷が開いてばい菌が入ると、感染症を引き起こして視力が下がったり、わるくなると失明したりしてしまうこともあるので、目をいじらないようにしましょう。

〔大切なこと〕 手術後に目をいじってしまいそうな人は、だてメガネや保護メガネ、眼帯などを使うとよいです。

その後、定期的な検査を受けて徐々に目薬が減り、診察の間隔があいていきます。手術の日程だけは覚えていても、手術後に診察があることを忘れてついつい予定を入れてしまう人がいます。手術後1週間は特別な予定を入れずにゆっくりしましょう。

手術後どのように生活を戻していくかということがなかなか難しく、外来でも聞きにくいものです。どのタイミングでお風呂に入れるか、頭を洗えるかなどについては医師によってさまざまな意見がありますが、私の考えをここに示しておきます。参考までに読んでください。

手術後の洗髪をどうするかですが、最初のうちは自分で洗うのではなく美容室のようなところで洗髪してもらうのが一番です。なぜなら自分で洗うとどうしても目に水が入ってしまい、目をばい菌から守るのが難しいからです。美容室であれば顔に水がかからないようにしてくれます。

〔大切なこと〕　手術後にも診察があることを忘れずに。

手術後1カ月前後で手術後のメガネを作ることが多いです。すぐにメガネを作らない理由は、度数がすぐに安定するわけではないからです。今日近視が1あったとしても明日は2になっているかもしれません。そんな状況でメガネを作ったらいくらお金があっても足りないので安定してから作ります。ただし、近視が強かったり、つらい場合には早めにメガネを作ることもあります。

メガネ屋さんによっては保証期間があります。メガネを作ってから1～3カ月ぐらいは保証期間でメガネの度数を変えることができるお店が多いです。もしどうしようかなと迷ったら保証期間の内に眼科で相談しましょう。

これが手術前後、そして当日の実際の流れです。イメージできたでしょうか。

ではそのうえで、医者に「手術しましょう」と言われたときに受けるべきかどうかを考えましょう。

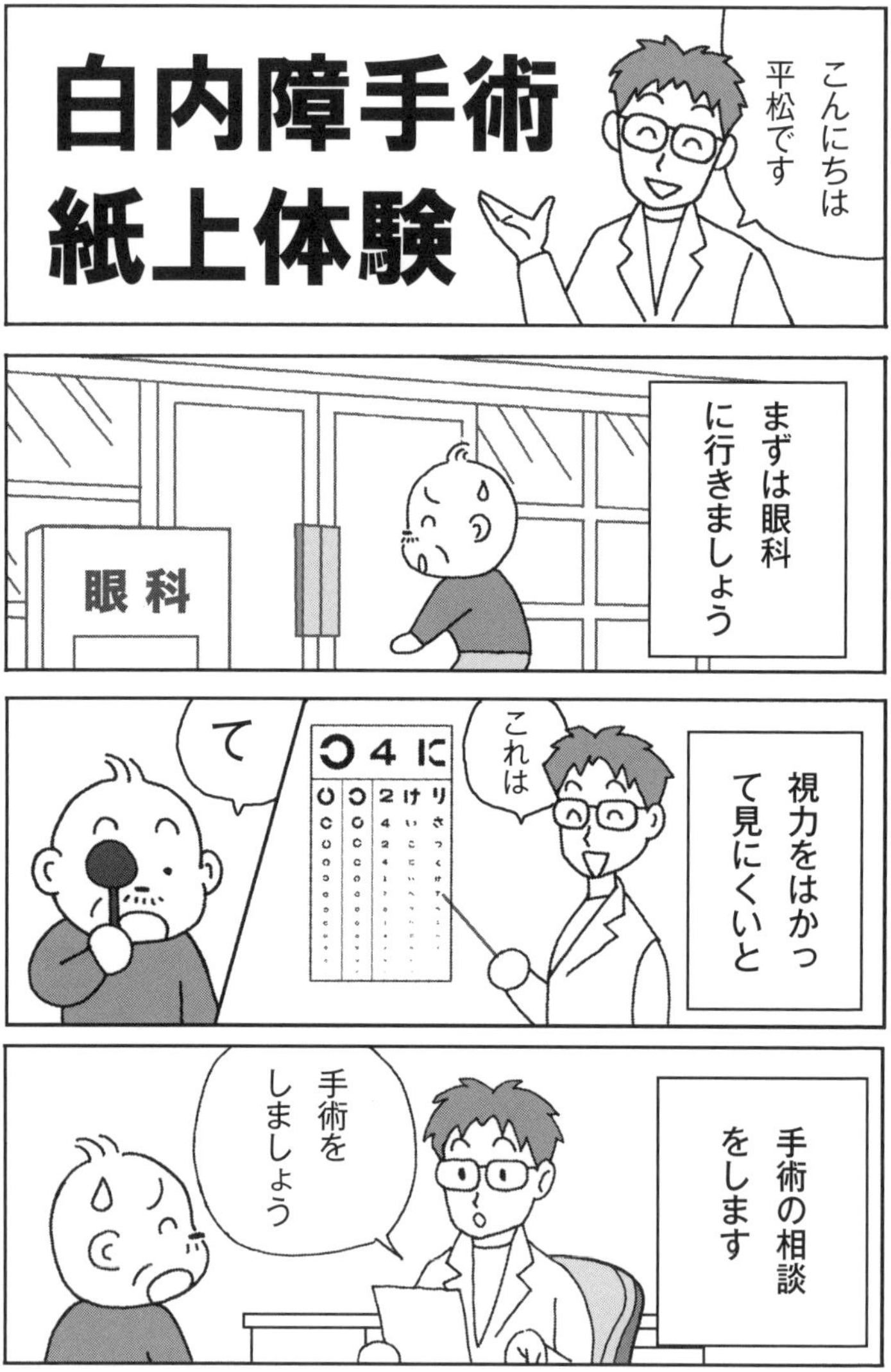
白内障手術
紙上体験
こんにちは平松です
まずは眼科に行きましょう
眼科
視力をはかって見にくいと
これは
て
手術の相談をします
手術をしましょう

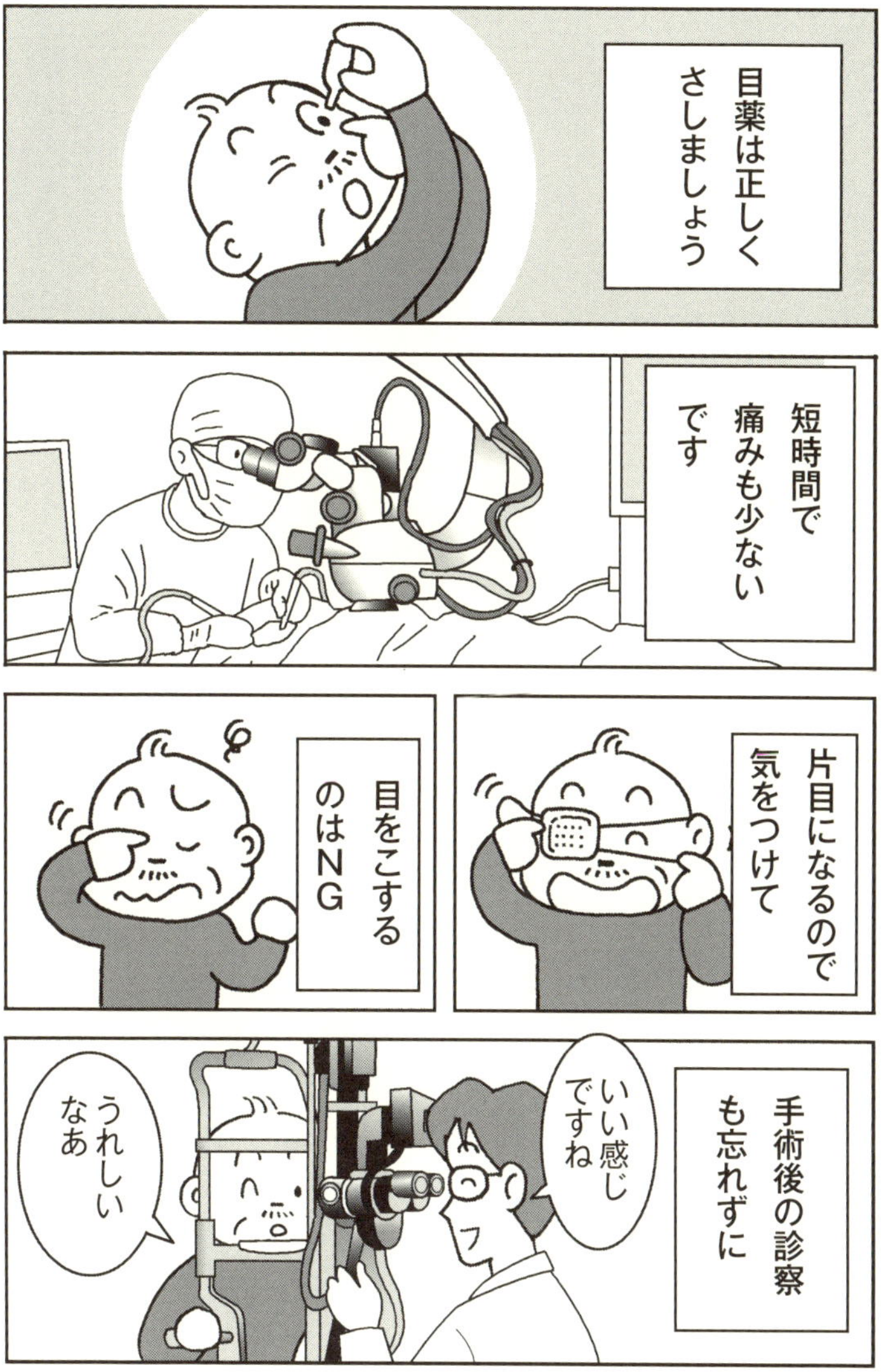

目薬は正しくさしましょう
短時間で痛みも少ないです
片目になるので気をつけて
目をこするのはNG
手術後の診察も忘れずに
いい感じですね
うれしいなあ

手術はすぐ受けるべき？　待つべき？

さて前にもお話ししたように医者は白内障手術を勧めます。あなたは迷うわけです。緑内障や他の病気で治療が必要な特殊な場合は早めにしなければいけません。でも、多くはそうではありません。友達にも早いほうがいいという人もいれば遅いほうがいいという人もいます。どちらが正しいのでしょうか。その本当のところをお話ししましょう。

結論からいうと、

不安でできる限り手術を受けたくない　↓　ぎりぎりまで待つ

不自由を感じる。目を使うことが多い　↓　早めに手術を受けるとするのがおすすめです。

実はそれぞれよい点とわるい点があるので、あなたが何を大切に思うかによって決まってきます。

○白内障手術を早く受けると

早めに見えるようになるというのがよい点です。手術をすればほとんどの人が見やすくなります。ぎりぎりまでがまんしてしまうとその分見にくい期間が延びてしまうというのがわるい点です。よく手術をしてから「こんなことなら早くしておけばよかった」と言います。こういうところから来ているのかと思います。やはり手術を受けるとなると不安も大きいのでがまんしてしまう人も多いのです。

○白内障手術をぎりぎりまで待つと

一番いいのは手術を受けるつもりでいても天寿を全うできることがあるということです。そうなると手術をしないですんだ、ということになります。手術による不調や時間的都合などを気にする必要がないということもあります。場合によってはよりよい治療法が開発されるかもしれません。ですから、

↓　不安でできる限り手術を受けたくない人はぎりぎりまで待つ
↓　不自由を感じたり目を使うことが多い人は早めに治療をする

ということをおすすめしています。あなたもこの指標に沿って考えるのがいいのではないでしょうか。

手術は日帰りがいい？　入院がいい？

白内障手術は日帰り手術の場合と入院手術の場合があります。どちらがいいのでし

ょうか。基本的には主治医と相談ということになるのでしょうが、私は本当にそれでいいのかな？　と不安になる方が多いです。

元気に歩くことができて周りの介助もあまりいらないような方であれば、日帰り手術が主流になってきています。

けれども不安がある場合などは入院して治療するのも一つです。目の治療の中でも白内障手術は確かに短時間で終わります。ただし手術をしたほうの目は、少なくとも当日は眼帯をしますし、手術後ということでそれほど見やすくはありません。ですから足元が弱い方の場合は転びやすいということが問題点としてあります。

また公共の交通機関を使う場合は混雑していないほうがいいです。通勤・通学のラッシュ時に帰ってしまうと、いくら眼帯をしていても誰かに目を押される危険があります。ですからそういう場合はタクシーを使うか誰かに送ってもらうほうがいいでしょう。

図14　日帰り手術と入院手術

日帰りの手術	■おすすめする人 ○特に大きい体の病気がない人 ○特に目の手術が難しい状態でない人 ○行き帰りに不自由がない。周りのサポートがしっかりしている ■よい点 ○家で時間を過ごせる ■わるい点 ○手術後不安な時に相談できない ○足元がわるい人の場合は転びやすい
入院手術	■おすすめする人 ○体に大きい病気がある人 ○目の手術が特に難しい人 ○行き帰りが難しい人・不安が強い人 ■よい点 ○不安が少ない ■わるい点 ○入院するので慣れない場所になる

日帰り手術と入院手術について、どういう人におすすめできるのか、どんなよい点があるのか、わるい点は何かを表にまとめてみました。参考にしてください〈図14参照〉。

日帰り手術か入院手術かは、ついつい病院側の都合で決まってしまうことも多いです。けれども日帰り手術しかやっていないところでも「私は入院にしたい」と言うと入院施設を紹介してくれます。

入院手術しかやっていないところでも「私は日帰りにしたい」と言う

と日帰り施設を紹介してくれます。友達が「日帰りがいい」「入院がいい」と言っても「そのお友達にとって」よかっただけです。友達や医者にとってではなく、あなたにとってよい形式を選びましょう。

第七章

手術を決断した人が知っておかないと後悔すること

いよいよ手術を受けることになったら、日常生活の細かいことまではなかなか面と向かって聞きにくいものです。ここで詳しくお話しします。

どのくらいの日数でどういう生活をしていい、という結論は医学的には出ていません。そのため医者や病院によって意見が違います。比較的一般的な日数の目安を出しておきますので、詳しくは主治医に相談してみてください。

手術後いつ髪は洗える？　ひげそりは？

大きく分けて翌日から大丈夫なこと、3日後から大丈夫なこと、1週間後から大丈夫なこと、1カ月後から大丈夫なことがあります〈図15参照〉。

とにかく手術当日はゆっくりして、激しい運動はもちろん家事も必要最小限にして

図15　手術後の生活例（当院の場合）

	翌日	3日目	1週間後	1カ月後
散歩	×	○	○	○
旅行（近く）	×	×	○	○
旅行（遠く）	×	×	×	○
仕事（デスクワーク）	×	○	○	○
仕事（力仕事）	×	×	×	○
歯磨き	○	○	○	○
洗顔・ひげそり	×	○	○	○
洗髪	×	△	○	○
家事	○	○	○	○
テレビ・読書	○	○	○	○
整体・マッサージ	×	△	○	○
温泉	×	×	○	○

○大丈夫　△要相談　×お休みください

ください。ちょっとのつもりで家事をはじめたのに無理をしてしまう方も多いです。これまで自分一人で家事をやっていた人も、この日ばかりは家族に任せてゆっくりしましょう。また、思いのほか手術がスムーズに終わったので「今日は買い物をしてから帰ろうかしら」という人もいますが、買い物などもその日は必要最小限にしたほうがいいです。歯磨きはして大丈夫ですし、手術をしていないほうの目でテレビを見たり読書をしたりすることはかまいません。けれども当日は何よりゆっくりしましょう。

手術後3日ぐらいすると最初の山場は過ぎます。そうすると、軽い散歩やデスクワーク、ひげそりも可能になります。洗髪は、美容室のように目に水などが入らないように洗髪できるところであれば可能です。家事も普通にこなせるようになるでしょう。マッサージなどは軽いもの程度にしてください。

1週間たつとたいていのことが大丈夫になります。避けたほうがいいのは遠くへの旅行、特に海外旅行です。できれば手術後1カ月は海外旅行は避けたほうが無難です。力仕事も軽い力仕事はいいのですが、かなりいきむような力仕事の場合は少しずつ始めたほうがいいでしょう。

手術後2週間は片目ずつチェックして、急に見にくくなっていないかをチェックしてみましょう。ちょっと見にくいかな、という程度ではなく、激しく見にくくなっていたら病院に電話してください。夜でも休みの日でもかまいません。激しい痛みが出た場合も同様です。

1カ月たつと全く普通の生活になります。メガネを合わせるのはいつからかな？という疑問があると思います。メガネを合わせるのは1カ月してからが一番いいです。なぜならば手術後1カ月は度数が安定しないからです。今日作ったメガネが明日には合わなくなってしまったらもったいないです。ですから待ってから作ったほうがいいのです。けれども、近視が強かったり早めにメガネを作らなければいけない場合は、後で度数変更がありうることをメガネ屋さんに言ってから作ったほうがいいでしょう。

その1カ月の間、老眼鏡などはどうすればいいのでしょうか。

仮に100円などの安いメガネでいいから使ってくださいといつもお話ししています。もちろんちゃんとしたもののほうが疲れにくいのでよいでしょう。けれども1カ月でずれてしまうメガネに何万円もかけるのはもったいない。100円のメガネであ

図16　点眼サポート

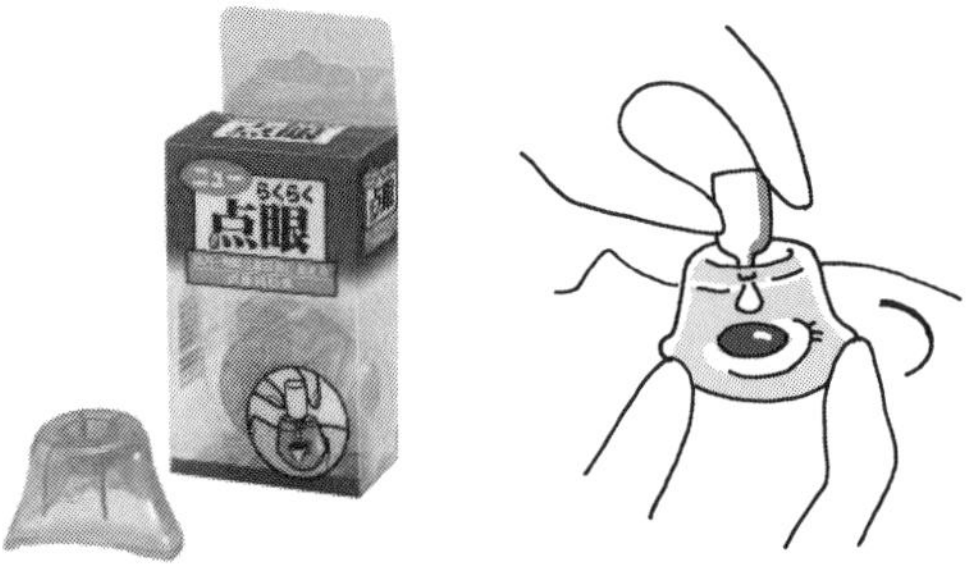

れば、合わなくなったらやめればいいのです。多少合わないメガネを使ったからといって目がわるくなるということはありません。ただし、ばっちり合っていないので疲れやすいということは忘れないでください。

病院では教えてくれない便利グッズ

○点眼サポート

白内障手術を受ける受けないにかかわらず便利なのが点眼サポート器具です。

目薬というのはうまくさそうとしてもなかなか上手に入りません。そんなときに点眼の補助具があると、

図17　防護メガネ

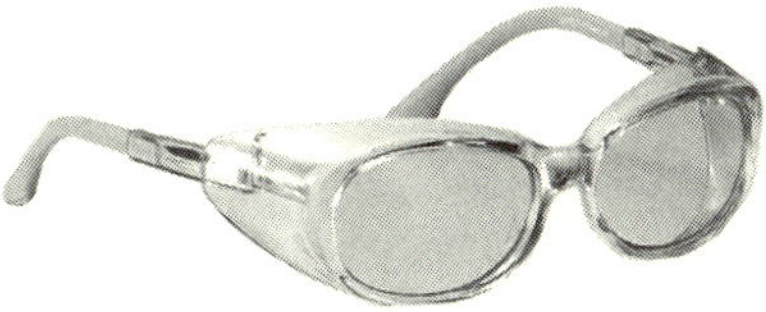

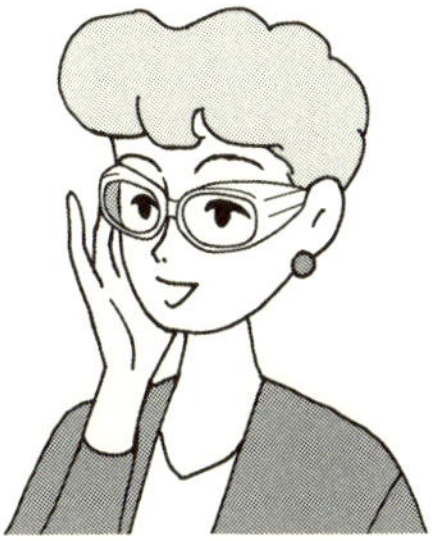

うまく目薬をさすことができます。有名なのが「らくらく点眼®」です〈図16参照〉。目薬の先を器具に当てはめて目薬をさします。こうすると目に容器の先が当たることがないので安心です。ただ目薬の種類によっては器具に当てはまらないことがあるのでそれだけが不便です。手がわるかったり手元が震えたりする方の場合も便利です。

○防護メガネ

目を守ってくれるメガネです。「メオガードネオ®」というのが有名です。このメガネは普通のメガネと違って、メガネのフレームの上と横にカバーがあります。これがあることで飛んできたゴミなどが目に入るのを防ぐことができます。汗を防ぐこともできます。そして何より無意識についつい目をかいてしまうのを防いでくれるのがいいところです〈図17参照〉。

ちょっと聞きにくいお金・診断書の話

お金のことはなかなか医者には聞きにくいものです。診断書をお願いするのも申し訳ない。そう思ってしまうかもしれません。けれどもお金は大切なものですからきちんと知っておきましょう。

○医療保険を確認する

まず一番利用できるシステムとしては、医療保険に加入している場合にその保険を利用できるということです。けれどもあなたが保険会社に言わなければ向こうからは

「申請したほうがいいよ」とは教えてくれません。また、入っている保険によっては、日帰りだとだめなところもあります。保険会社に「白内障手術を受けます」と言って電話で聞いてみましょう。そうすると「あなたは保険がおります」などと教えてくれます。そのときに「診断書が必要です」と言われます。たいていは保険会社指定の診断書があるので、その診断書を病院の事務員さんに提出して、医者に書いてもらうことになります。手術が終わってから提出しましょう。

保険の書類を書いてもらっては申し訳ないという思いもあるかもしれませんが、それも医者の仕事です。気にせずに書いてもらいましょう。

○確定申告で医療費控除できる？

1年間の医療費が10万円以上かかった場合、確定申告で税金が戻ってくることがあります。白内障手術だけでなく、同じ年に高血圧の薬を飲んでいたり他の治療もしたりしていれば、それらをすべて合算することができます。もちろん、病院に通うバスや電車、タクシー代も医療費に含まれます。

残念ながら医療機関ではこうしたことをあなたに詳しくお話しすることは難しいです。詳しくは税理士さんに相談することになりますが、費用がかかるのが嫌な場合は確定申告のときに税務署で聞くこともできます。そのためにも医療費の領収書はとっておき、交通費の領収書もとっておくことが大切です。これだけで数万円戻ってくる人もいます。

○高額療養費

1カ月に病院に払ったお金が多い場合は戻ってくるという制度です。一般的に、住民税が非課税になるぐらいの収入の方の場合はこの制度に当てはまることが多いです。それ以上の方の場合は、入院手術の場合は高額療養費に当たることが多いです。

このように収入に応じて上限が決まっているのであなたの収入次第となってしまいます。しかし大体の収入がわかっていればお金が戻ってくることも多いので、病院で相談してみてください。入っている保険の協会で聞くという方法もあります。

残念ながらこれらの制度は、あなたが当てはまるからといっても誰も親切に教えてはくれません。知っていて申請するだけで数万円戻ってくるのに知らないで過ごしたらもったいないことです。ですからぜひ確認してみましょう。

この病気をもっていたらご用心

白内障の手術は簡単に終わるイメージがあります。実際に10分程度でできることもありますし、長くても30分以内が一般的です。けれどもあなたの状態によってはかなり大変な手術になることがあるのです。医師がさらっと説明したことを聞いて「白内障手術は簡単だ」と思い込み、後で「こんなに大変とは思わなかった」ということもあります。そうなるのを防ぐためにも自分にはどういう注意が必要かを知っておいてもらいたいのです。

【注意が必要な体の病気】

○高血圧、糖尿病

高血圧の場合は手術中に血圧が上がってしまうことがあります。その場合は薬で抑えなければいけません。糖尿病の場合は血糖値の状態にもよりますが、傷の治りがわるかったり炎症が強くなったりすることがあります。また手術後目がゴロゴロすることが多いです。

〔あなたがするべきこと〕　血圧と血糖の状態をよりよい状態に保つことが大切です。薬をきちんと飲んで、運動や食事に気をつけましょう。

○認知症

認知症だと手術ができないと思っている方もいますがそんなことはありません。少しでも見えるようにしておくと認知症が進行しにくくなります。けれども手術中突然動いたりしたら危ないです。そういう意味で全身麻酔にすることがあります。

〔あなたがするべきこと〕　ご家族と一緒にということになりますが、全身麻酔がいいか局所麻酔がいいか、あるいは日帰りで大丈夫か相談してください。

○前立腺肥大の治療薬を飲んでいる

前立腺肥大というのはおしっこが近くなる病気です。この病気の治療薬を飲んでいると手術が難しくなります。手術前に診察してもわからないので、あなたから薬を飲んでいることを教えてもらう必要があります。

〔あなたがするべきこと〕　前立腺肥大の治療薬を飲んでいる場合はそのことを言っておきましょう。「おしっこの薬だから関係ないだろう」と黙っている人が多いので要注意です。

○血液をサラサラにする薬を飲んでいる

血液をサラサラにする薬を飲んでいると手術時に出血が止まりにくくなります。そのため、薬を飲んでいるかどうかは話しておいたほうがいいです。

〔あなたがするべきこと〕　血液をサラサラにする薬を飲んでいることをちゃんと言いましょう。そのうえで、飲んでおいたままでいいのか、手術前にお休みしたほうがいいのか、確認してください。勝手に薬をお休みしないようにしましょう。

○心臓・肺の病気

心臓や肺の病気があるときは手術のときの心電図・呼吸に注意が必要となります。白内障手術はいくら早い時間で終わるとはいえ手術です。緊張や状態変化が起きることがあります。

〔あなたがするべきこと〕　緊張しすぎないように深呼吸をよくしましょう。

○腰や背中がわるい、脳梗塞

腰や背中がわるい方や脳梗塞でまひがある方は、手術の体勢をとるのが難しい場合があります。手術の体勢とはベッドであおむけになることです。斜めに寝っころがったりした場合は、やはり手術は難しくなってしまうので、できる限りまっすぐ上を向いたほうがいいのです。

〔あなたがするべきこと〕　どういう体勢ならしばらくがまんできそうか知っておいてください。医者は残念ながらあなたの腰が痛いとわかっても、どのくらい足を曲げると楽か、腰の下にどのくらいクッションを入れるといいかということまではわかりません。一番わかっているのはあなた自身です。

○透析

透析をしている場合は手術中や手術後の薬に注意が必要になります。また血圧計のカフ（腕帯）を巻く腕もシャントがないほうにしなければいけません。

［あなたがするべきこと］　万が一シャントのほうの手に血圧計のカフなどが巻かれたら、指摘してください。

○パーキンソン病、眼振

目や体が震える状態だと手術は難しくなります。特に目の手術はミリ単位の手術なので、震えていると非常に難しくなるのです。場合によっては全身麻酔をしなければいけないこともあります。

［あなたがするべきこと］　どのくらい震えてしまうのかを伝え、局所麻酔でいいのか全身麻酔がいいのかを相談しましょう。

○迷走神経反射《めいそうしんけいはんしゃ》

手術で特殊な治療をすると血流が一時的にわるくなり、意識を失ってしまうほど調子がわるくなることがあります。それを迷走神経反射といいます。調子がわるいと通常の手術も行えなくなるので相談が必要です。

〔あなたがするべきこと〕 深呼吸をして無理をしないで気持ちを落ちつけてください。迷走神経反射があることがわかっている場合は事前に医師に伝えましょう。

【注意が必要な目の病気】

○緑内障、黄斑変性、その他目の病気

目に何らかの病気を抱えている場合は思ったほど見にくくないということがあります。残念ながら手術前に「手術をすれば0・2見やすくなる」というように具体的にはわからないものです。そこで医師からは「手術をすれば見やすくなるでしょう」と言われて手術を受けたのに、手術後まったく変わらないという実感をもつことがあります。病気をもっている人の場合は、白内障をそのままにしておくと他の病気の経過を診るのに支障が出たり状態がわるくなったりします。そのため、仮に見やすくならなくても将来の悪化予防のため、治療のためにはいいことです。

○水晶体動揺《すいしょうたいどうよう》、散瞳《さんどう》不良《ふりょう》、偽落屑症候群《ぎらくせつしょうこうぐん》（ＰＥ症候群）

レンズがぶらぶらしている、瞳が開きにくいなど手術が難しい状態です。手術ができないということではなくて、手術に時間がかかったり、予期せぬことが起きる可能性が高いということです。

〔あなたがするべきこと〕よく知って何より目をかかないようにすることが大切です。この状態だと目が弱いので、普段からの癖による目へのダメージがあるかないかで結果に差が出てしまいます。

目に一生入るレンズについて

目にレンズを入れるといいました。目に埋め込むレンズです。そのことを知っておきたいものです。

結論は大丈夫であるといえます。そのレンズは一生大丈夫なのでしょうか。にそのレンズは使えると思ってください。眼内レンズは長年使われてきているので半永久的にそのレンズは使えると思ってください。だからメガネのように3年たったら入れ替えるというようなことはありません。一方で、このレンズの選択によって手術後の調子が変わることが多いです。

レンズの種類にはどういうものがあるのでしょうか。金歯・銀歯のようにいいレンズがあるなら、いいほうのレンズを入れたいと思うものです。実際に日本で使われているレンズはアクリル素材のものが最も多いです。それ以外にはPMMA、シリコンが使われています。どの素材が優れているというわけでもなく、わずかな差がある程度と思ってください。ただ眼内レンズというのは、実はいろいろな歴史があります。かつて使っていた眼内レンズは白く濁ってしまい、入れ替え手術をしなければいけなかったこともありました。ですから眼内レンズはかなり神経質に選ばれるので、希望で決めるというよりは医者が責任のもてる範囲でレンズを選ぶのが一般的です。一方で、次章で紹介する最新の特殊レンズというものがあるので、このことは知っておいたほうがいいです。

○絶対相談したほうがいいレンズの度数

目にレンズを入れるので度数を変更することができます。度数の変更とはどういうことかというと「近視の人の近視をなくす」「遠視の人を近視にする」などの変更ができることです。そこで自分でよく考えて相談しないと後からレンズを入れ替えたくなります。とはいってもレンズを入れ替えるには再び手術することになり大変なので苦労します。

基本的な選択としては、近くが見える、中間が見える、遠くが見える、の三つです。

こう言うと、ではそれ以外は見えなくなっちゃうの？　と思うかもしれませんが、そういうことではありません。「メガネなしで」見える範囲が、近く・中間・遠くになるだけです。

近くが見えると本や新聞を読むときには便利です。一方で遠くを見るときや歩くときはメガネを必要としてしまいます。

中間が見えると日常生活はメガネなしで見えることが多いです。本は何とか読めますがちゃんと見ようとするとメガネが必要になります。遠くもなんとなくは見えますがやっぱりメガネが必要になります。

遠くが見えると生活は楽になります。一方で本や新聞を読むときはメガネを必要としてしまいます。

「もともと遠くが見えていた人」はそのまま遠くが見えるようにする、「近くが見える人」はそのまま近くが見えるようにするか遠くが見えるように変える、という考えが一般的ですが、自分の希望があるときは希望にそってレンズの度数を決定します。

私はこうしたい、という思いがある場合は伝えましょう。ただし、手術後の見え方というのは想像と違うものです。「手元が見えるようになりたい」といって手術をして手元が見えたけれども「やっぱり遠くが見えたほうがよかった」ということもよくあります。よく相談して決めたほうがいいです。

第八章

知っておきたい最新レンズ・手術・目薬

最新レンズ1　乱視矯正レンズ

乱視を減らすことができるレンズがあります。手術のときに乱視のところにレンズの位置をうまく固定して手術をすると乱視が減ります。

よい点としては何より乱視が減ることです。乱視に悩んでいた方には朗報といえるでしょう。ただしこのレンズで補正できる乱視には限りがあります。乱視にも補正しやすい乱視とそうでもない乱視があるのです。不正乱視《ふせいらんし》という乱視のタイプだと補正が難しいです。また乱視の補正をしたとしても、完全にゼロになるというより「今よりはいい」状態になるという認識のほうがいいでしょう。また補正された乱視が長期間安定するかどうかは人によります。人間は時間とともに乱視が変わるので、その関連で補正した乱視で一生いいのかはわからないという点があります。この特殊レンズは医師と相談の上、行うことができます。

最新レンズ2　老眼矯正レンズ

老眼を矯正するレンズは多焦点眼内レンズというものです。若いころのようにメガネなしで遠くも近くも見やすくなりたいものです。その願いをかなえるためのレンズです。きちんとした人が手術を行い、うまく合った患者さんが治療を行うと非常にいい手術であるといえます。

一方で、この手術には闇の部分があります。この治療は自費や先進医療という分野になるので非常に高額になります。値段は医院で自由に決めてよく、片眼で50万円とか、もっとすることもよくあります。良識のある医者であればいいのですが、残念ながら「これはもうかるから」と無理やりこの手術をすすめてしまっているケースがあります。このレンズにはよい点もわるい点もあるのによい点しか言わない医者、とにかくすすめてくる医者はやめましょう。

また受ける側としても「高いのだからいい医療なのだろう」と思ってしまいがちです。けれども医療というのは「高いものはいい」とは限らないのです。普通はお米であってもボールペンであっても高いもののほうが品質がいいと思いがちです。だから高いお金をかけて手術をしたほうが品質のよいものを使えると勘違いしてしまいます。けれどもこのレンズは高いから特別品質がいいのではなく、今までのレンズとタイプが違うというだけなのです。過剰に期待せずにこの手術を受けると「すごくよかった」と言ってくれます。過剰に期待してはいけない手術なのです。

なぜ過剰な期待がよくないかというと「実際には若いころの見え方にはかなわない」からです。このレンズを入れるといくつかのポイントは見えますが、見えにくいポイントもあります。また遠くも近くも普通のレンズに比べると鮮明度が落ちてしまいます。何となく見にくくなってしまい、不自由を感じて結局、再手術でレンズ入れ替えを希望する人がいます。

また目の奥に病気があったり、別の目の病気があったりする場合は、こういう特殊レンズはなるべく控えたほうがいいです。高額のお金を払って「やらなければよかった」という人が意外と多いです。詳しくレンズのご紹介をしたいところですが、このレンズは日進月歩、多くの種類があり、日々情報が変わります。ですから主治医とゆっくり相談したほうがいいです。その際にこのように大枠を理解しておくと話の理解が全く違います。

知っておきたい最新手術

最近は白内障もレーザーで治ると聞いたことはないでしょうか？

その話は半分本当で半分うそです。

これまで白内障手術といえばメスを使った治療をしていましたが、今はレーザーを使った白内障手術が出てきています。それなら楽だ、ぜひその手術を受けたい、という患者さんはたくさんいますが、現状をお話しすると残念な顔をされます。将来的には期待できるものですが、今のところは手術の一部をレーザーで代替するというものです。未熟な手術者がするよりは安定性も高いのですが、熟練した医師からするとあまり手でやるのと変わらない、というのが正直なところです。ただ将来的にほとんどの作業がこのレーザー手術になると非常によいと思います。だから今積極的にしているところが研究を進めて医学の発展に努めてくれるのはいいことです。

一方、自分でこの手術を受けるかどうかというのはよく考えて決めたほうがいいです。医療機関の側としてはせっかくある機械だから何とか使おうと無理やりすすめてしまうところがあります。ですがこの治療をすると自費治療（自由診療）になるのでかなり高額になります。よい点とわるい点を見ていきましょう。

○レーザー白内障手術のよい点

手術の「一部を」レーザーでできる

前嚢《ぜんのう》切開という円形に切る場面があるが、それをきれいに行うことができる

（だから視力が1・0以上見える、というわけではない）

○レーザー白内障手術のわるい点

高額の治療となる（使用する機械が高額）

時間がかかる（通常の白内障より時間がかかる）

すべての白内障の人にできるわけではない

もちろんお金に余裕があれば、この手術はよい方法です。この内容を理解したうえで、よく考えてからレーザー白内障手術をするかどうかを決めましょう。

最新目薬　Nアセチルカルノシン（CAN—C）

あまり本や眼科でも紹介されないと思いますが、白内障をよくする可能性がある目薬というのがあります。動物に対しては使われ出しているのですが、人間にはまだ安全性の確保という点で問題があります。実際に9割の人の視力が改善したというデータもあります。しかし、この最新目薬をもってしても、すごく進んだ白内障がすっかりよくなるわけではありません。白内障の進行を少し戻すという作用です。

どういう薬かというと、基本的には抗酸化物質です。以前食事のところでお話ししたアントシアニンやルテインと同じようなものです。抗酸化物質は進行を食い止めるとともに根気よくやることで少し改善することもできるのです。

たまに海外から輸入して使う方もいますが、リスクもかなりあります。そうするよりは食事に気をつけて抗酸化物質をとるほうが有効ですし安全です。将来的にこの薬やその他の新しい薬が出てくる可能性は高いです。

昔は電話を携帯して歩くなんて考えられなかったのにいまではスマートフォンまで出てきています。医学の進歩も早いです。でもその医学の進歩の恩恵を受けるためには、今ある状態を少しでもよく保っておくことが大切です。だからこそ目薬や飲み薬が「予防の薬」であっても有効であるといえるのです。

第九章

手術後不調の予防法・対処法

手術で何か起きたとき、そのことを「合併症」といいます。これは医学用語なのですが非常にわかりにくい。合併症にはいくつかの意味があります。わかりやすくいうと「手術の副作用」のようなものです。目薬や飲み薬で調子がわるくなる副作用が起きた場合は「薬が合わなかった」「副作用が出た」と納得することができても、手術による副作用はなかなか納得がいきません。けれども手術にも副作用はつきものです。だからこそ「できれば手術はしないですめばそれに越したことはない」と言うわけです。

手術後に不調があると心配になります。しかし、なかなか病院では取り扱ってくれないこともあります。そこで、まだ手術をしていない場合はこの本を手元に置いておいて、何かあったときに参考にしてください。もうすでに手術をして不調を感じている場合はこの内容を参考によく相談してください。

手術後に不調が起きたときの基本的な対処法

どんなに完璧な手術でも、手術後に不調が起きることがあります。大きな不調には「見えない・失明に近い」「再手術が必要」などがあります。小さな不調には「目がごろごろする」「目があけにくい」「違和感」などがあります。感じる症状はきちんと伝えるべきです。けれどもその時に「こういう症状がある」ということを知らないとついつい攻撃的になってしまうことがあります。知識がないがゆえに相手を疑ってしまうのです。

例えばあなたの家族が料理を作ってくれました。買い物に行って今日の晩ご飯を準備してくれたみたいです。麻婆豆腐のようですが、よりおいしくしようとレトルトではなくて香辛料を混ぜて作ってくれているようです。さて食べてみると辛い。とにかく辛い。口の中が焼けるようです。水を飲んでも口がひりひりします。何も知らないと「なんでこんな料理を作ったんだ」とか「料理を失敗したな」とついつい言いたくなってしまいます。けれども、じつは麻婆豆腐には広東風と四川風があって、いつもあなたが食べているのは辛みが強くない広東風。家族が作ってくれたのは辛みが強めの四川風だと知っていたら言い方も感じ方も変わるのではないでしょうか。

このようにきちんと知っていると手術の失敗かな？　と心配になることもありません。また、このままほうっておいてもいいのかな？　という不安もなくなります。知っていれば問題ないのに強く当たってしまい、一緒に手を取り合い病気に向かっていた仲間が、突然敵同士になってしまうのは悲しいことです。

ある方はすごくまじめでしっかりとした女性です。手術に際しての説明も理解して手術を受けたということでした。しかし、手術後から不調を感じます。これまで感じたことがなかったぐらいに目に小さな痛みを感じ続けます。

「大丈夫でしょうか」

「何かゴミでも入っているんじゃないですか」

そう医師に聞いたということです。

不安だから聞いたのでしょうが、これが医者の逆鱗に触れてしまいました。「ゴミが入っているのに私がほうっておいていると思っているのか」「手術で何か入ったとでも思っているのか」というように話を聞いてくれなくなってしまったのです。そこで不安な気持ちを抱えて私のところに診察にきたのです。見てみるとドライアイといって目が乾いている状態でした。もうすでにドライアイの目薬をさしてはいるのですが、弱いものをわずかに使っているだけでした。そこでドライアイの治療をしっかりすることにしたのです。そうすると不調に感じていたものは楽に感じるようになりすっきりしました。

ある方は白内障手術を受けてからむしろ見にくくなったということでした。ただ紹介状を書いてくれないので他の病院で診てもらうこともできない、どうすればいいのかと悩んでいました。たまたま私が手術した患者さんが友達で、当院にいらっしゃることになったのです。そこで紹介状を書いてもらうためのアドバイスをしました。「お友達や家族に〇〇先生にかかれって言われたから仕方なく診察に行きますと言うと紹介状を書いてくれやすいですよ」と言いました。そのとおりに話して晴れて紹介状をとることができ、診察をスムーズにすることができました。

手術後の不調という場合は、お互いにナイーブな関係ですが遠慮しすぎもよくないです。優しい医者が相手ならいいのですが、そうとも限りません。そこで相手を傷つけず不調を伝えるには「〇〇という症状があるのですが大丈夫でしょうか？」と聞くほうがいいです。ミスが疑われたり、それでもその医者では対応が難しい場合は他の医者に意見を聞いてみるのがよいでしょう。

参考までに、感じやすい不調の種類と一般的な対処法を書いておきますので確認してください。

○ドライアイ

さまざまな症状を引き起こします。目がゴロゴロしたり充血したりすることがあります。見にくくなることもあります。ドライアイはもともとなかったのに白内障手術後にドライアイを感じるのはなぜだろうと思うことがあります。

理由としては、手術で傷口を作ることによって涙の状態が変わるからということがあげられます。もう一つは手術前後の目薬で目が荒れてドライアイになることもあります。ドライアイというのは涙の出る量が少ないことだと思ってしまうかもしれませんが、そうではないのです。涙は出ていても質がわるくなることがあるのです。この質をわるくしてしまうことが手術というダメージや目薬です。その場合はゆっくりと治療をして状態を改善していくことになります。

ある方は白内障手術後、目の調子がわるいと前の眼科で言っていました。しかし「手術は問題なく大丈夫、ドライアイがあるから目薬を」と言われてドライアイの目薬をもらっていました。けれども一向によくならずに私のところにいらっしゃいました。その方はドライアイの目薬でよくならないのだからドライアイではない、そう思っていましたが、実はそうではありません。ドライアイの治療が非常に弱かったために、症状がとりきれていなかっただけなのです。

手術後だとどうしても積極的な治療をしないこともあります。その場合はより積極的な治療を希望していることを言っておいたほうがいいです。実際、その方はしっかりドライアイの治療を行うことで日常生活に不自由を感じなくなりました。

〔対応策〕　ドライアイの場合は医師が治療を積極的にしていないこともあります。ぜひ積極的に治療をしたい旨を言いましょう。ドライアイ対策としては、日常から目が乾かないようにエアコンをつけすぎない、パソコンやスマホを使いすぎない、まばたきを積極的にする必要があります。一生懸命にものを見てしまうとまばたきが少なくなり、涙が出にくくなります。

○赤み

手術後出血といって白目が真っ赤になる場合があります。一般的には出血は自然にひいてきます。ただし血液をサラサラにする薬などを飲んでいると出血がひきにくいです。けれども待つのが一般的です。一方で充血して赤くなることがあります。充血の場合は血流がよくなっているということです。傷口を治そうと一生懸命血液を送ってくれていることが多いです。1～2年たっても赤みがとれないという方もいます。その場合はドライアイなどで傷がついているときや、血管の場所がかわったのでこれまでよりも充血しているかのように感じてしまうということがあります。

〔対応策〕　初期の赤みで医者に問題ないと言われれば心配しないで待ちましょう。手術後時間がたってからの赤みの場合は、充血をひかせるようにドライアイ対策も必要です。

○見にくい

ドライアイ・黄斑浮腫・レンズの度数の問題で見にくくなることもありますし、手術後の炎症で見にくくなることもあります。炎症というのは目を治そうという作用です。炎症物質が出て傷口を治そうとするのですがそれが過剰に出てしまうことがあります。

○まぶたが下がる

手術によってまぶたが下がってくることがあります。目の玉の手術なのになぜまぶたが？　と思うかもしれませんが、手術のときは機械でまぶたを広げます。ほとんどの方はそれで問題ないのですが、手術中に力を入れてしまったり、まぶたがもともと弱い人の場合は、機械でまぶたを開ける影響でまぶたが下がってしまうことがあるのです。

特に年齢を重ねるとまぶたを上げる筋肉が弱くなりがちです。しばらくして治る人もいますが、治らない場合はまぶたを上げる手術という別の治療が必要になってしまうこともあるのです。ある方は白内障手術後にまぶたが落ちてくるということで診察にいらっしゃいました。実際に右まぶたが下がっていたのです。その方はまぶたを上げる手術を行って今では楽に生活できるようになりました。

○目が疲れる

手術によって目が疲れてしまうことがあります。目の乾きが原因の場合もありますし、特に原因はないけれども疲れてしまうということがあります。はたまたレンズの度数が合わないということもあります。原因により対処が違いますが、なんとなく疲れるというときはなかなか伝えにくいものです。ですがその気持ちを伝えてできる限りどのくらいの時間でどのように疲れるのかを伝えたいものです。

○左右の視力のアンバランス（不同視）

白内障手術の不調で対応しようがあり、大切なものとして左右の度数のバランスがずれてしまうことがあげられます。白内障手術というのは目のレンズをとって代わりに人工のレンズを入れる手術です。入れる人工のレンズは世界的な計算式に基づいて作られるのですが、思ったほどの度数にならない可能性が10％ほどあります。そのときに左右の見え方に差が出てしまうと頭でそれを処理しきれなくなって疲れてしまいます。そういう場合は片方にコンタクトレンズを入れて左右のバランスをとるという方法もあります。それ以外にはレンズを入れ替えるという方法もあります。

ある方は白内障手術後からメガネが合わないし、頭が痛いと言っていらっしゃいました。見てみると右目と左目のバランスがずれていたのです。その方は「じゃあ前のところでレンズを入れ替えてもらう」と言っていました。けれどもレンズを入れ替える手術にもリスクがあることをお話しし、コンタクトレンズで過ごしてもらうことにしました。確かにコンタクトレンズの取り扱いは煩雑ですが、頭痛もなくなり買い物にも行けるようになり自転車にも乗れるようになりました。近所のスーパーまで買い物に行けるようになったと喜んでいました。

○手術後に他の目の病気が見つかる

白内障手術をすると目がよくなると思ってしまいます。けれども白内障を治したものの目の奥に何らかの病気があり視力が思ったほどよくならない、手術をしたけれども変わらないということがあります。ある方は白内障手術後に全く変わらないということでいらっしゃいました。目の奥を見てみると加齢黄斑変性《かれいおうはんへんせい》という病気を抱えていました。そのことをなんとなくはわかっていたのですが、「白内障手術をすればよくなる」という思い込みで勘違いをしていたようです。その後、黄斑変性の治療を開始して何とか現状の見え方を守っていくことになりました。

○老眼

白内障手術をして、多焦点レンズを入れても単焦点レンズを入れても老眼は治りません。若いころの見え方に戻るわけではないのです。ある方は白内障手術をしてから手元が見にくいということでいらっしゃいました。確かに手元の視力は下がっているようでした。けれども遠くはしっかりと見えています。

もともと軽い近視があったのですが、手術をするときに遠くが見えるようにしたために、手術前と比べて近くが不自由に感じるようになってしまいました。結局は老眼鏡を使ってがまんすることになったのですが、手術がわるかったのではないかと不信を感じてしまったようです。

多焦点の眼内レンズを入れた人も遠くと近くは見えますが中間が見にくいです。ある方は「手術をして見やすくなるということだったが、中間距離が見にくくて結局だめだ」とお話していました。

残念ながら現代の治療では老眼を完全に治すことはできないのです。

○乱視

乱視を補正する人工のレンズもありますが、それでもゼロになるわけではありません。そもそも乱視とは何かというと目のちょっとしたゆがみです。このゆがみは年齢とともに変わっていきます。基本的には白内障を治してもこの乱視は残ってしまいます。だから「遠くにピントを合わせる手術をしてもらったけれどもメガネをしないと見にくい」というように感じてしまいます。乱視が気になる場合は手術前に「どのくらい乱視があるか」というのを聞いておくのも一つの方法です。

○なんとなく不調

よくあることになんとなく不調を感じるということがあります。目やにが出るように感じる、ベトベトする、ゴロゴロする、なんとなく重い感じがする。

手術は完璧なものとはいっていてもなんとなくの不調を感じることがあります。ただその不調が医学的に病気として改善できるかどうかということが大切なのです。そのなんとなくを強く感じる人もいれば弱く感じる人もいます。盲腸の手術をした後にお腹に傷跡が残るのと同じです。傷の部分は皮膚がひきつれるので、たまに傷がうずいたりかゆくなったりすることもあります。できる限り医学的に不調を取り除いてもらい、残った部分はその不調を受け入れてよりよい人生を生きたいものです。

○眼内炎

白内障手術は黒目に小さな傷口を作ってから手術を行います。どんなに小さい傷口でもそこからばい菌が入ってしまうことはあります。白内障手術でいうと0・02％程度の確率でばい菌が入るといわれています。ばい菌が入ってしまうと抗生物質の点滴をしたり、目に注射をしたり、手術をしてさらに目を洗ったりなどいろいろな処置が必要になってしまいます。いろいろな処置をしてもなお見にくくなり、手術前より視力が下がったり下手をすると失明したりしてしまうこともあるのです。これを防ぐために手術後は目を清潔にして、目薬をさすときは手を洗ってから行い、目をこすらないように気をつけましょう。

○駆逐《くちく》性出血

手術のときに激しい出血をしてしまうことを駆逐性出血といいます。こうなってしまうと手術前より視力が下がったり失明したりしてしまうことさえあります。

○眼内レンズ縫着

白内障の手術は汚れたレンズ（水晶体）を吸い出して代わりに人工のレンズを目の中に入れることになります。入れる場所は目の中の水晶体嚢《のう》という袋です。水晶体嚢の袋は目の玉の中にあるのですが、この袋が弱い方がいます。そうするとレンズをそこに入れてもずれたり落ちたりしてしまうので、レンズ自体を目の玉に縫い付けてくっつけるという方法をとります。

この方法をとると手術時間が延びたり、手術を2回に分けて行わなければいけないこともあります。乱視が出たり出血したりしやすいです。

こうした状態になりにくくするには目を極力かかないようにすることです。特にアトピーや外傷などによる白内障の場合はこの状態になりやすいので注意が必要となります。

○黄斑浮腫《おうはんふしゅ》

目の奥がむくんで視力が下がることを黄斑浮腫といいます。手術により目の奥がむくんでしまいます。光をすごく浴びる人などに起こりやすく、糖尿病など体の病気があると起きやすいです。

そうならないようにするには栄養をきっちりとることが大切です。ルテインをとることは予防にもつながります。もし起こった場合は注射をしたり飲み薬を飲んだりして何とかむくみをとる必要があります。

○虹彩偏位《こうさいへんい》

茶目の形が変わってしまうことを虹彩偏位といいます。手術が難しいと茶目にダメージが加わってしまいます。そうすると茶目の形が変わってしまうのです。視力はよいのだけれどまぶしさを感じて不自由に感じることも多いです。軽い場合は様子をみますが、ひどい場合はコンタクトレンズで対応したり虹彩の形を治す手術をしたりする必要があります。

○飛蚊症《ひぶん》

手術後に蚊《か》が飛んでいるように黒い粒が見えることがあります。カエルの卵のような透明なものが飛ぶという人もいます。もとから飛蚊症はあったのだけれども、白内障を治したことでよりはっきり見えるようになったという人もいますし、手術による変化でそのように感じることもあります。まれに目の奥に穴が開き、それによって飛蚊症が引き起こされることがあります。その場合は早急な処置が必要ですので、手術後に飛蚊症の症状が増えたときは確認してもらいましょう。確認後は様子をみていくのが一般的です。どうしてもつらい場合は、手術的な治療をとることもあります。

○まぶしさ

いままで汚れたレンズで生活していたものがきれいなレンズになるためにまぶしく感じてしまうことがあります。そのまま待っていると自然とまぶしさは気にならなくなってきます。けれども、時間が経過してもまぶしさが気になってしまうことがあります。そうなるとサングラスなどで対処をするということになります。

○後発白内障

手術後1〜3割の人に起こることに後発白内障というものがあります。白内障は1回手術すれば終わりです。けれども白内障細胞がわずかに目の中に残ってしまいます。その細胞が増殖して視力が下がったり見にくくなったり、まぶしく感じることがあるのです。そうなってしまうと、レーザー光線で治療をすることが一般的です。

○先天白内障

白内障になってしまうお子さんがいます。ご本人やご家族はとっても心配です。そしてお子さんの白内障の場合には、状態によって早めに手術しなければいけなくなります。白内障で見えない状態を長く続けてしまうと、ずっと目を使えない状態になってしまうからです。

ギプスをしていたら腕が細くなった、という話を聞いたことがないでしょうか。同じように目も使わないと衰えてしまうのです。だから先天白内障は状態により早めに手術を必要とするのです。そのときに問題となるのは人工のレンズです。人工のレンズはかなり長期にわたり効果的であるとされていますが、本当に大丈夫なのかというのは、今後もみていかないとわかりません。また炎症はお子さんのほうが強く出てしまうこともあります。

そして何より白内障手術をしていきなり見えるようになるものではない、ということがあります。お子さんというのは生まれながらに視力が出ているわけではなく、目を使っていく中で徐々に目が強くなり視力が出てくるのです。先天的な白内障があった場合は、あまり目を使えていなかったので視力が出きっていません。そんなときは弱いほうの目を積極的に使わなければいけません。両目で見ているとついつい見えるほうの目だけを使ってしまうからです。手術後はこのような訓練も必要とするため、白内障手術はそれで終わりでなくなかなか大変になってしまうのです。

白内障について、ここがわからないのですが？

ここまで白内障について、どんな病気か、どんな治療法があるのか、どんな手術をするのかなど、最新治療を含めてお話ししてきました。最後に患者さんから実際にあった質問をまとめて紹介いたします。

Q 糖尿病・高血圧・緑内障だと白内障手術は受けられないのですか。

A　そんなことはありません。

糖尿病があっても白内障手術を受けることはできますし、高血圧や緑内障があっても治療は可能です。ただし注意が必要です。糖尿病の場合、血糖値がわるいと手術後の治りもわるいため、できればヘモグロビンA1c値が8％以下のほうがいいとされています。できる限り血糖値をよくしておきたいものです。血圧も高すぎると手術の緊張で脳出血を起こしたりしたら困ります。そのため血圧も下げるようにしておきましょう。緑内障に関しては、すごく進行してしまうと手術のダメージに目が耐えられないことがあるので、そうならないうちの治療が必要となります。

Q　白内障手術をすればすぐ見えるようになりますか。

A　人によってまちまちです。

白内障手術は眼帯をとったらパッと見える。そんなイメージがあるかもしれません。

ですが残念ながらそんなに都合よくはいきません。もちろん翌日にパッと見える人もたくさんいますが、年齢や目の弱さで見えるようになるまでに時間を要することもあるのです。周りの人は見えてきているのに自分はまだ見えないと不安になってしまいますが、ゆっくり焦らず治療をしていく必要があります。

Q 手術の方法にはいくつかあると聞きました。自分で選んだほうがいいでしょうか。

A 医者に任せた方がいいでしょう。

初めのころには一手法という手術方法があり、その後D&C、プレチョップ、チョップ、スカルプなどの手術方法が開発され、手術方法には流行があります。私の場合は平松法とでもいっていいのでしょうか、安全で確実と思える方法で手術をしています。一時期「この手術方法がいい」などと話題になった影響で、「○○法でやったほうがいいのでは？」と思うかもしれません。実際に私も一手法でもD&C、プレチョップ、チョップ、スカルプでも手術をすることはできます。けれども得意な方法のほうが安全確実です。このように医者が得意な方法でやってもらったほうが結果としてよくなるものです。

Q 手術後どういうときに急いで病院にかかるべきですか。

A 手術後に「急に見えなくなった」「激しい痛みが出た」場合は、夜でも連絡をして診察を受けてください。これらの症状が最も重要です。もし手術をしてもらった眼科に連絡がつかない場合は、救急病院などで診てもらうことが必要になります。

Q レーシックをすると白内障になりやすいのですか。

A レーシック手術を受けた後は白内障手術になる可能性が高くなるといわれています。またレーシック手術を受けた後は白内障手術のときに入れるレンズの計算が難しくなります。白内障手術のときに入れるレンズの度数は目の長さなどあなたの状態に合わせています。それは世界的な計算式に基づいています。これまでの多くの患者さんのデータに基づくのですが、レーシック手術を受けて白内障手術を受けた人はそれほど多くありません。そのためより正確なデータを出すのが難しく、計算とずれてしまう可能性があります。

Q 即手術をするようにと言われてしまいましたが、本当でしょうか。

A 不安を感じる時はほかの医者の意見を聞いてください。

緑内障発作が起きる状態、つまり眼圧という目の硬さの値がすごく高くなってしまう状況では確実に早く手術したほうがいいです。正常ですと10〜20ぐらいの眼圧が30〜50と高くなっている。またはなりそうな状態ですと、日を待たずして失明してしまう恐れがあるので早急な治療が必要です。視力がでていて不自由はないのに手術になってしまい不安ですが、こうした症状のときは緊急を要しますので、すぐに手術となることは致し方ありません。

一方で医者はいい医者ばかりとは限りません。特にあなたが不安を感じているとしたら、本当は急ぎの状態ではないのかもしれません。そういうときはほかの医者に「本当に早急に手術が必要でしょうか」と聞いてみるといいでしょう。

医者はかばいあうと思うかもしれませんが、悪い医者と同じと思われたくないですし嘘をつきたくないです（嘘をついたら責任も問われます）。ですから医者はその医者自身が感じた事実を伝えてくれます。

Q　手術は1回しかできないのですか。

A　手術は1回で十分なのです。

手術は1回しかできないと聞いて心配だという方もいます。けれどもそれは1回で十分であるから2回以上する必要がない、ということです。白内障手術は1回すれば十分にきれいになり、2回以上の手術を必要とはしないものです。いぼのようにとっても出てくるということを繰り返すわけではありません。ですからあまり心配はいりません。

Q この本はどういうときに開いたらいいですか。

A 1回軽く読んだ後は、手術と言われたときや友達に質問されたときなどに使ってください。少なくとも手術後3年は何かあったときのために手元にあると安心です。

おわりに

　ここまで詳しいことは知ってもらいたくない医者もいると思いますが、何よりあなたの役に立てればと思います。白内障というのはあなただけではなくてあなたの家族・友達にも起こってくるものです。この内容を知らずに後悔する友達や家族がいるかもしれません。残念ながらあなたのようにきちんと本を読んでおくという人ばかりではありません。だからこそ、あなたから多くの人に伝えていただければと思います。手元において必要なときに開けるようにしておけば、すぐにお話ができるものです。何よりあなたの体・家族の体・友達の体はたった一つなので大切にしてほしいです。

　今回は私の意見だけでは偏るので、丁寧な診察治療の川口眼科の蒲山順吉先生、白内障手術で世界的に有名な二本松眼科病院院長の宇多重員《しげかず》先生にご監修いただきました。多くの医師にご協力いただいたことにここで感謝申し上げます。本書を読みやすく親しみやすくするために、ほっこりとしたマンガ・イラストを描いてくださったおかのきんやさんにも感謝です。中で紹介した実例は、いくつかの患者さんの例を組み合わせて個人が特定されないように留意しております。

正直に言うと、本当はこんな本なんか読まなくても外来でしっかりと医師や看護師が説明をしてくれれば一番いいのです。ただここまで読んだあなたならわかると思いますが、この内容を説明していたらとても時間もかかってしまうので、残念ながら伝えきれていないのです。この本があなたにとってよいものとなるのはもちろんです。そして、あなたのようによい患者さんが増えれば医者もよい医者になろうとします。お互いに治療について前向きに話しやすくなります。よりよい医療になればと願っております。

参考文献

1 WHO Global Data on visual impairments 2010 p6

2 中江公祐 他 わが国における視覚障害の現状 厚生労働科学研究研究費補助金 難治性疾患克服研究事業 網脈絡膜萎縮・視神経萎縮に関する研究 平成17年度 総括・分担研究報告書 pp.263-267

3 Owsley C et al:Older drivers and cataract: driving habits and crash risk. J Gerontol A Biol Sci Med Sci 1999;54:M203-211

4 Rogers MA et al:Untreated poor vision: a contributing factor to late-life dementia.Am J Epidemiol 2010;171:728-735

5 植田俊彦ら 緑内障における患者教育が眼圧下降とその維持に及ぼす影響 あたらしい眼科 2011;28(10):1491-1494

6 Moore E O: Prison Environment's Effect on Health Care Service Demands 1981;11:17-34

7 Chang JR et al: Risk factors associated with incident cataracts and cataract surgery in the Age-related Eye Disease Study (AREDS): AREDS report number 32. Ophtalmology;20011: 118.2113-2119

8 Athanasiov PA et al: Cataract in rural Myanmar prevalence and risk factors from the Meiktila eye study. Br J Ophthalmol 2008;9:1169-1174

9 Leske MC et al: Diabetes, hypertension, and central obesity as cataract risk factors in a black population. The Barbados Eye Study. Ophthalmology 1999;106:35-41

10 Leske MC et al: Risk factors for nuclear opalescence in a longitudinal study. Am J Epidermiol 1998; 147:36-41

11 Chang MA et al:The association between myopia and various subtypes of lens opacity Ophthalmolgy 2005;112:1395-1401

12 Cumming RG et al:Alcohol, smoking, and cataracts: the Blue Mountains Eye Study. Arch Ophthalmol 1997;115: 1296-1303

13 Hiller R et al: Cigarette smoking and the risk of development of lens opacities. The Framingham studies. Arch Ophthalmol 1197;115:1113-1118

【著者紹介】
平松 類（ひらまつ るい）

眼科専門医・医学博士。二本松眼科病院勤務・昭和大学兼任講師。彩の国東大宮メディカルセンター非常勤・山形県三友堂病院非常勤医師。医療コミュニケーションの研究のなかで患者さんが病気を知ることがより良い治療のために大切なことを知り、病気の知識をわかりやすく伝える活動を続ける。10代から100歳を超える人の白内障手術など幅広く白内障治療にかかわり数千件の手術件数を誇る。主な著書に『緑内障の最新医療』『黄斑変性・浮腫で失明しないために』（時事通信社）など多数。テレビ、新聞、ラジオ、雑誌などのメディア取材にも精力的に応じている。
ブログ http://www.hiramatsurui.com

【監修者紹介】
宇多 重員（うだ しげかず）

昭和45年、日本医科大学大学院博士課程修了。49年より二本松眼科病院院長。現在、東京都眼科医会監事、江戸川区眼科医会会長、東京都眼科講演会世話人。医学博士。

蒲山 順吉（かばやま じゅんきち）

川口眼科副院長、医学博士、眼科専門医、昭和大学兼任講師。先進医療認定施設での執刀を担い白内障手術に精通する。

その白内障手術《はくないしょうしゅじゅつ》、待《ま》った！
──受《う》ける前《まえ》に知《し》っておくこと

2016年7月30日　初版発行
2020年3月10日　第6刷発行

著　者：平松 類
発行者：武部 隆
発行所：株式会社時事通信出版局
発　売：株式会社時事通信社
〒104-8178　東京都中央区銀座5-15-8
☎03（5565）2155　https://bookpub.jiji.com/

印刷／製本　中央精版印刷株式会社

ISBN978-4-7887-1453-3 C0077 Printed in Japan